U0274146

健康全图解系列·一看就懂全图解

轻松自调血脂

[日]林 泰 主编

曾雯丝 宫 丽

吕 帅 周 喆 译

王淑焕

中国科学技术出版社

·北 京·

图书在版编目（CIP）数据

轻松自调血脂 /（日）林泰主编；曾雯丝等译. —北京：中国科学技术出版社，2015.6（2022.7重印）
（健康全图解系列·一看就懂全图解）

ISBN 978-7-5046-6522-5

Ⅰ.①轻… Ⅱ.①林… ②曾… Ⅲ.①高血脂病—防治—图解 Ⅳ.①R589.2-64

中国版本图书馆CIP数据核字（2014）第006351号

DEKIRU! KANTAN! CHOLESTEROL WO DONDON SAGERU HON
supervised by Yasushi Hayashi
Copyright ⓒ 2009 Ikeda Publishing Co., Ltd.
All rights reserved.
Original Japanese edition published by Ikeda Publishing Co., Ltd., Tokyo.
Simplified Chinese edition copyright: ⓒ 2015 Popular Science Press
(alias: China Science and Technology Press)
This Simplified Chinese language edition is published by arrangement with
Ikeda Publishing Co., Ltd., Tokyo in care of Tuttle-Mori Agency, Inc., Tokyo
through Beijing GW Culture Communications Co., Ltd., Beijing.
版权所有 侵权必究
著作权合同登记号：01-2012-4236

策划编辑	任　洪　何红哲
责任编辑	何红哲
装帧设计	青青虫工作室
责任校对	何士如
责任印制	张建农

出　　版	中国科学技术出版社
发　　行	中国科学技术出版社有限公司发行部
地　　址	北京市海淀区中关村南大街16号
邮　　编	100081
发行电话	010-62103130
传　　真	010-62179148
投稿电话	010-62176522
网　　址	http://www.cspbooks.com.cn

开　　本	710mm×1000mm　1/16
字　　数	191千字
印　　张	11.5
版　　次	2015年6月第1版
印　　次	2022年7月第2次印刷
印　　刷	唐山玺鸣印务有限公司

书　　号	ISBN 978-7-5046-6522-5/R·1728
定　　价	29.80元

（凡购买本社图书，如有缺页、倒页、脱页者，本社发行部负责调换）

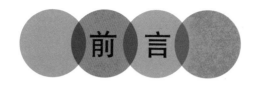

前言

写给年老后仍想在街上昂首阔步的你

现在可以说是衣食无忧的时代，放眼望去满大街都是美味佳肴，电视上也有很多美食类节目。虽然我们每每吃饱后都一脸幸福的样子，但一看到自己渐渐发福的身材，就不禁感到些许的担忧：一味由着性子吃喜欢的东西，会不会引起体内胆固醇升高呢？

本书就是专门为体检查出血脂指标不正常、胆固醇偏高的人量身定做的。不仅告诉大家怎样使偏高的胆固醇恢复正常，还告诉大家怎样未雨绸缪，在血管发生动脉硬化之前做到防患于未然。

本书主要介绍了有关胆固醇的基础知识，既美味又能调节血脂、降低胆固醇的食物，以及轻松改善血脂状况的健康生活方式等方面的知识和技巧。此外，本书还特别介绍了高密度脂蛋白胆固醇、低密度脂蛋白胆固醇、甘油三酯等血脂相关的诊断指标及控制指标，供大家参考。

希望通过阅读本书，能够让大家懂得如何享受美食、缓解压力、轻松调节血脂。当然，这些都需要长期不懈的坚持和平时的自我约束。试想一下，当我们步入老年，依然精神矍铄，依然能够打扮得光鲜亮丽，昂首阔步地走在大街上的样子，就能体会到本书给你带来的帮助了！

内科专家 林泰 医师

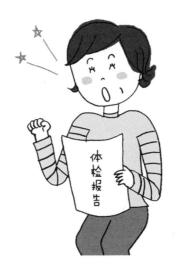

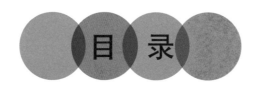

目 录

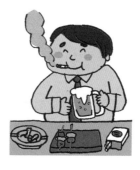

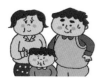

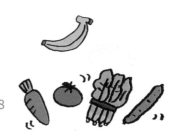

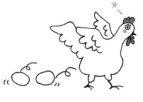

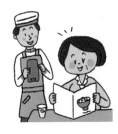

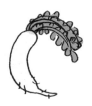
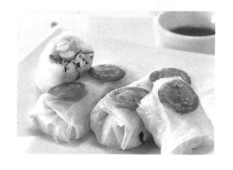

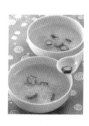

第1章

揭开胆固醇
的真面目

胆固醇是体内脂肪的一种。当体内胆固醇缺乏时，人的体力会下降，青春期女性会出现排卵异常，甚至闭经。

胆固醇是什么

◉ 人体内胆固醇缺乏会危害健康

胆固醇是一种类脂

胆固醇在常温下是一种白色的固体,有时略微发黄。胆固醇的化学分子结构与胆汁酸、性激素等相似,都属于固醇类化合物。

人体内的脂类物质主要分两大类:一类是脂肪,主要是甘油三酯;另一类是类脂,包括胆固醇、磷脂、糖脂等。

脂类物质具有重要的生理功能,它们提供热量、维持体温、保护内脏,还参与体内各方面的代谢活动。

胆固醇不溶于水,但是在一些酶的作用下,胆固醇会与水发生反应,成为合成胆汁酸、类固醇激素、性激素以及维生素D的原料。

一般人体内有100~150克的胆固醇,其中25%左右位于脑部,是脑部神经细胞的主要原料。

胆固醇缺乏对健康极其不利

除了脑部,还有近25%的胆固醇存在于肌肉中,10%左右的胆固醇存在于皮肤里,此外,在骨髓、内脏、血液和淋巴液等处都有胆固醇,可以说胆固醇存在于人体的每一个部位。胆固醇也是构成细胞膜的重要成分。细胞膜能使细胞保持相对的稳定性,从而维持正常的生命活动。如果人体内胆固醇极度缺乏,就会使红细胞的脆性增加,容易导致贫血,人的抵抗力也随之下降。

另外,胆固醇也是合成人体激素的原料,如果体内的胆固醇太少,青春期的女性就会因缺乏雌激素而出现排卵异常、不孕症等,严重者甚至会造成闭经。

胆固醇在人体内的分布

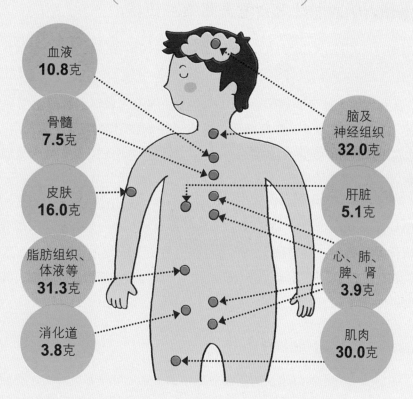

血液
10.8克

骨髓
7.5克

皮肤
16.0克

脂肪组织、
体液等
31.3克

消化道
3.8克

脑及
神经组织
32.0克

肝脏
5.1克

心、肺、
脾、肾
3.9克

肌肉
30.0克

体重70千克的人，体内约有140克的胆固醇。

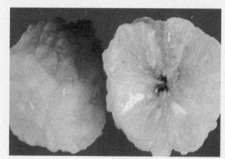

胆结石（胆固醇的结晶物）

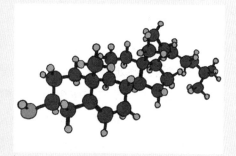

胆固醇的分子模型

胆固醇是怎样进入血液的

◉ 胆固醇在血液中循环要借助蛋白质帮忙

胆固醇在人体内的循环

人体内的大部分胆固醇会作为构成神经细胞或者细胞膜的主要原料，处于"使用中"的状态。而在血液中，还有近10%的胆固醇处于"未使用"状态。

这些未使用的胆固醇，会与血液一起在人体内循环。我们将合成胆固醇的肝脏看成起点，胆固醇的循环路径有两条。

一条路径是胆固醇在肝脏内氧化生成胆酸，随胆汁排入十二指肠，然后在小肠中与食物内的胆固醇一起被再次吸收进入血液，再回到肝脏，少部分则经肠道排出体外。另一条路径是胆固醇在肝脏合成后进入血液，然后被输送到全身细胞，在此过程中，胆固醇总量不断减少，一部分参与细胞膜的构成，其余的最后再度返回肝脏。

胆固醇不溶于水却能溶于血液

胆固醇本身是不溶于水的，而血液中的主要成分是水，那么，胆固醇是怎样溶入血液中的呢？

胆固醇与甘油三酯等必须与特殊的蛋白质结合，形成脂蛋白，才能在血液循环中运转。我们平时所说的"血脂"，就是指胆固醇、甘油三酯等与蛋白质结合后形成的脂蛋白。

脂蛋白是脂质与蛋白质结合在一起形成的一种复合物，其可溶性的秘密就在于它的构造。疏水性较强的甘油三酯和胆固醇位于脂蛋白的内核，而脂蛋白的外部由亲水性较强的物质构成，这样一来胆固醇就能够溶入血液了。

胆固醇和甘油三酯与蛋白质结合成可溶性的脂蛋白后，就随血液循环到达身体的各个部位，参与新陈代谢，发挥生理功能。

相关阅读页➜P2、P15

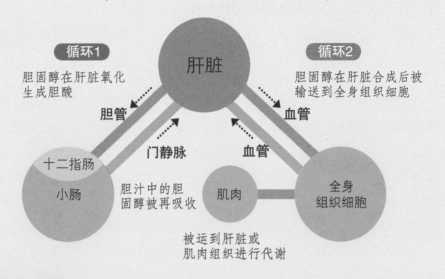

胆固醇在人体内的循环路径

循环1

胆固醇在肝脏氧化生成胆酸

肝脏

循环2

胆固醇在肝脏合成后被输送到全身组织细胞

胆管

血管

门静脉

血管

十二指肠

小肠

胆汁中的胆固醇被再吸收

肌肉

全身组织细胞

被运到肝脏或肌肉组织进行代谢

循环1

含有胆固醇的胆汁被输送到十二指肠，食物中的脂肪成分在胆汁的帮助下被消化，然后被小肠吸收。胆固醇也在小肠中被重构成易溶于水的形式，然后通过门静脉再度返回肝脏，而一小部分胆固醇随食物残渣排出体外。

循环2

胆固醇随着血液循环被输送到全身的组织细胞加以利用，在此过程中，胆固醇的总量不断减少，部分多余的胆固醇被肝脏或肌肉组织代谢掉，其余的最后再度返回肝脏。

脂蛋白溶于血液的秘密

脂蛋白由易溶于水的部分（图中小圆圈部分）和易溶于油的部分（图中像是圆圈腿部的部分）构成。它们凭借此构造，能很容易地溶于水或者溶于以水为主要成分的血液中。

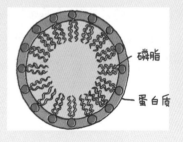

磷脂

蛋白质

胆固醇有好坏之分吗

◉ 坏胆固醇会导致动脉粥样硬化

脂蛋白共分五大类

人们常说低密度脂蛋白不好，高密度脂蛋白好，实际上严格来讲，低密度脂蛋白和高密度脂蛋白都是运送胆固醇的脂蛋白，而蛋白质本身无所谓好与坏。只不过低密度脂蛋白所携带的胆固醇易黏着在血管壁上造成动脉硬化，故被称为"坏胆固醇"。反之，携带了胆固醇的高密度脂蛋白会将胆固醇从血管壁上剥离下来，输送到肝脏或肌肉组织被代谢掉，故被称为"好胆固醇"。

下面我们来看看脂蛋白的种类与作用。

脂蛋白根据颗粒大小与密度的不同，可以分为五种。其中颗粒最大、密度最低的叫作乳糜微粒，接下来随着颗粒体积减小、密度增大，依次被称为极低密度脂蛋白、中间密度脂蛋白、低密度脂蛋白和高密度脂蛋白。

每种脂蛋白都担负着不同的使命

乳糜微粒是血液中颗粒最大的脂蛋白，含甘油三酯近90%，因而其密度最低。它能够将食物中的甘油三酯和胆固醇从小肠转运到其他组织。极低密度脂蛋白中以含甘油三酯为主，主要是将甘油三酯转运至外周组织。中间密度脂蛋白是低密度脂蛋白的前体。低密度脂蛋白含胆固醇最多，主要是将胆固醇运送到外周组织，是动脉粥样硬化的危险因素之一。高密度脂蛋白颗粒最小，其中脂质和蛋白质各占一半，主要是将胆固醇从周围组织转运到肝脏进行再循环或以胆酸的形式排泄，能够起到抗动脉粥样硬化的作用。

当身体由于某些原因出现低密度脂蛋白胆固醇的数量增加，高密度脂蛋白胆固醇的数量减少时，就会引发各种疾病。

相关阅读页➡P4

脂蛋白的种类与功能

名 称	功 能
乳糜微粒	将从食物中吸收来的胆固醇和甘油三酯与胆汁中的胆固醇一起输送到肝脏和脂肪组织
极低密度脂蛋白	主要是把甘油三酯转运到肌肉组织等
中间密度脂蛋白	将甘油三酯转运到肌肉组织，是低密度脂蛋白的前体
低密度脂蛋白	将肝脏合成的胆固醇运往身体各处
高密度脂蛋白	将身体各处多余的胆固醇回收并运回肝脏进行再循环

胆固醇在体内的循环过程

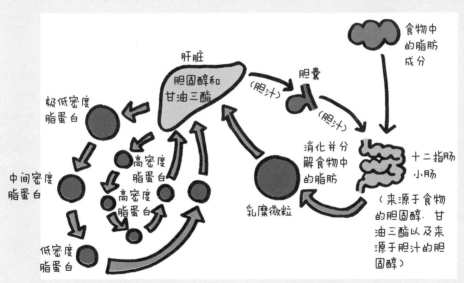

　　乳糜微粒携带胆汁中的胆固醇与来源于食物的胆固醇和甘油三酯，颗粒随之变大。极低密度脂蛋白是由肝脏合成的胆固醇与来源于食物的甘油三酯组成的，在将甘油三酯送往肌肉或脂肪组织的同时，颗粒逐渐变小，密度逐渐增加，渐渐变为中间密度脂蛋白、低密度脂蛋白。高密度脂蛋白与甘油三酯的传递没有关系，所以颗粒和密度变化很小。

胆固醇与疾病的关系

◉ 被氧化的低密度脂蛋白胆固醇是疾病的诱因

体内的低密度脂蛋白胆固醇不能多

体内胆固醇过多或过少都会诱发疾病，这里所说的过多或过少不是指单纯的胆固醇，而是指低密度脂蛋白或者高密度脂蛋白所携带的胆固醇。尤其是低密度脂蛋白胆固醇，也就是我们常说的坏胆固醇不能多。

为什么低密度脂蛋白不能多？如果人体内的低密度脂蛋白太多，长时间滞留在血液里的低密度脂蛋白胆固醇也会相应增加。由于人体血液中及胆固醇所到达的组织和细胞中含有很多氧化物质，这样一来，被氧化的低密度脂蛋白就会越来越多。而构成低密度脂蛋白的胆固醇被氧化后，性质就会发生变化。这些被氧化的低密度脂蛋白胆固醇就是导致疾病的诱因。

低密度脂蛋白胆固醇过多会引发动脉硬化

被氧化的低密度脂蛋白胆固醇会损坏血管的内膜，并从破损处进入内膜，这是启动动脉粥样硬化的重要环节。因为被氧化的低密度脂蛋白对人体而言是异物，所以会被巨噬细胞吞噬并分解。在这种情况下，如果人体有较多的高密度脂蛋白，就会摄取被氧化的低密度脂蛋白胆固醇，将其转运到肝脏进行分解。如果体内高密度脂蛋白较少，巨噬细胞就会过度吞噬被氧化的低密度脂蛋白胆固醇而超过其自身的清除能力，从而含着大量胆固醇死去，变成泡沫细胞。

最后这些泡沫细胞沉积在血管壁的内侧和外侧，血管壁就会随之失去弹性，此时血管的状态称之为动脉粥样硬化。血管内壁会出现大块黏稠软斑块，导致输送氧气和营养的血液流动性变差，甚至完全阻塞血管，此时如果置之不理，就会危及人的生命。

相关阅读页➡P3、P6

胆固醇过多易导致的疾病

胆结石

胆结石是指胆汁的成分变硬，在胆囊或者胆管中形成结石。最常见的胆结石是由胆固醇形成的，其诱因是饮食中摄入胆固醇过多，导致胆汁中胆固醇剧增。

胰腺炎

胰腺能够分泌胰液。胰腺炎实质上是胰液消化分解胰腺本身的状态。饮酒过量或者摄入脂肪过多都会引发胰腺炎。另外，也可能因为胆结石导致胆汁分泌减少，胰液分泌增加。从这个角度来说，胰腺炎是一种由于胆固醇摄入过多导致的疾病。

胆固醇过少易导致的疾病

激素分泌失衡 　　 大脑工作效率低下 　　 血管壁变脆

粥样硬化斑块是怎样形成的

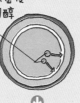

被氧化的低密度脂蛋白胆固醇

巨噬细胞吞掉被氧化的低密度脂蛋白胆固醇

被氧化的低密度脂蛋白胆固醇进入血管内膜，被巨噬细胞吞噬。

巨噬细胞变成泡沫细胞

如果巨噬细胞吞噬太多被氧化的低密度脂蛋白胆固醇，就会带着以胆固醇为主体的脂肪粒变为泡沫细胞。泡沫细胞会使血管内膜增厚。

泡沫细胞

血流通道被阻塞

在血管的内膜里，最终会形成由泡沫细胞和胆固醇等低密度脂蛋白的残骸构成的大斑块，这些斑块像粥一样黏糊而又柔软，故被称为"粥样硬化斑块"。在粥样硬化斑块的表面，还附着有血小板，这样层层重叠起来，血液的通道就变得越来越窄。

血小板聚集
（血栓）

动脉硬化致心肌梗死和脑梗死

◎脑和心脏的动脉最易发生粥样硬化

动脉硬化易引发严重病变

如果人体内长时间保持低密度脂蛋白过多而高密度脂蛋白过少，很容易导致动脉粥样硬化。

人体内的血管，按动脉硬化的易发病程度来说，分别是从心脏分支出来的人体内最粗的血管主动脉、给脑供血的脑动脉、给心脏供血的冠状动脉和给肾脏供血的肾动脉。其中脑动脉和冠状动脉尤其容易发生动脉粥样硬化。

血管是渐渐从健康状态向动脉粥样硬化转变的，当血液的流通性降低25%左右时，人脑就会出现短暂性的供血不足和眩晕，心脏则会出现心绞痛的症状。在此基础上，如果粥样硬化斑块出现裂痕或者破裂，血小板就会大量聚集，致使血管中血液流通进一步受阻，这样一来就会导致脑梗死或者心肌梗死发作。此外，大动脉硬化可导致大动脉瘤，肾动脉硬化可导致肾衰竭，末梢动脉硬化可导致行走障碍和坏疽等，这些都是比较严重的病变。

动脉硬化与心脑血管疾病密切相关

近年来，因心肌梗死、心绞痛等心血管疾病死亡的患者增多，每年因脑梗死、脑出血、蛛网膜下腔出血等脑血管疾病死亡的人数也多达十几万人。心血管疾病和脑血管疾病的死亡率仅次于癌症。虽然动脉粥样硬化并不是心脑血管疾病唯一的致病原因，但上述情况足以说明低密度脂蛋白和高密度脂蛋白对心脑血管疾病的作用不容小视。尤其应该注意的是，体内坏胆固醇（低密度脂蛋白胆固醇）增多和被氧化是导致动脉硬化的重要诱因。

相关阅读页➡P8

易发生动脉硬化的血管及相关疾病

大动脉瘤、夹层动脉瘤

　　大动脉瘤是指因动脉硬化使得大动脉血管壁的结构变弱，在血压的压力下血管壁局限性或弥漫性扩张或膨出。如果在膨胀处血管的内膜与中膜剥离，血液流入血管壁的组织内，就会形成夹层动脉瘤。无论哪种情况，最终都有可能导致血管破裂。

间歇性跛行、坏疽

　　当下肢末梢动脉发生动脉硬化时，不仅会出现下肢冰冷和麻痹，还会出现走路时腿脚疼痛，休息后缓解，但再走起来又会再次疼痛的症状，这种情况叫作间歇性跛行。如果动脉硬化进一步恶化，下肢末梢动脉完全阻塞，部分组织坏死，就会形成坏疽。

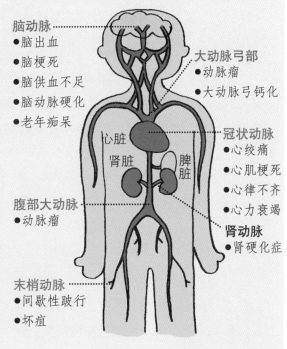

脑动脉
- 脑出血
- 脑梗死
- 脑供血不足
- 脑动脉硬化
- 老年痴呆

心脏

肾脏

腹部大动脉
- 动脉瘤

末梢动脉
- 间歇性跛行
- 坏疽

大动脉弓部
- 动脉瘤
- 大动脉弓钙化

冠状动脉
- 心绞痛
- 心肌梗死
- 心律不齐
- 心力衰竭

脾脏

肾动脉
- 肾硬化症

动脉粥样硬化的形成过程

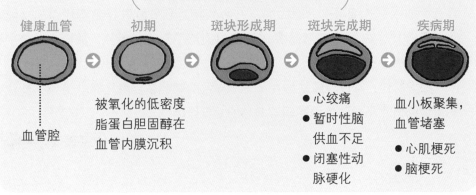

健康血管　　初期　　斑块形成期　　斑块完成期　　疾病期

血管腔

被氧化的低密度脂蛋白胆固醇在血管内膜沉积

- 心绞痛
- 暂时性脑供血不足
- 闭塞性动脉硬化

血小板聚集，血管堵塞
- 心肌梗死
- 脑梗死

体内胆固醇为什么会升高

◉ 肥胖或摄入胆固醇多，血液中的胆固醇就会升高

正常情况下体内胆固醇总量是固定的

人体内的胆固醇总量通常为100～150克，由于人的全身细胞时刻都在进行着新陈代谢，因此构成细胞膜和激素所需的胆固醇也需要时时补充。人体每天需补充胆固醇1.5～2克，其中通过食物补充的只有0.1～0.4克，大部分都是靠肝脏自身合成的。

如果从食物中摄入的胆固醇较多，那么肝脏合成的胆固醇就会相应减少，这样人体内的胆固醇总量才能保持恒定。

暴饮暴食与肥胖是百病之源

然而，如果过多摄入胆固醇含量较高的食物，以极低密度脂蛋白形式进入血液的胆固醇就会增加。由于胆固醇不像甘油三酯，有皮下脂肪或者内脏脂肪这样的"储存库"，而是由极低密度脂蛋白胆固醇转换成低密度脂蛋白胆固醇。如果长期采用高胆固醇饮食，血液中的低密度脂蛋白胆固醇，也就是坏胆固醇含量就会升高。

此外，在肥胖的情况下，血液中的胆固醇含量也会升高。这是因为肥胖的人体内含有大量甘油三酯，这种状态会妨碍高密度脂蛋白的合成，而高密度脂蛋白具有"回收"各细胞中的胆固醇，并将其转运到肝脏进行分解代谢的功能。因此，肥胖使体内甘油三酯过多，致使胆固醇不易被排泄掉，故而在血液中堆积起来。

综上所述，可以说暴饮暴食及其所导致的肥胖是百病之源。另外，其他疾病和遗传因素也是导致体内胆固醇偏高的常见原因。

相关阅读页➡P4、P6

胆固醇的合成量与从食物中的摄取量

体内合成量	1.0～1.5克/天	主要在肝脏合成，皮肤和肌肉中也有少量合成。
食物摄取量	0.1～0.4克/天	在普通进食的情况下。

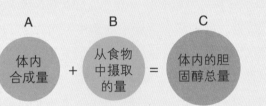

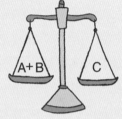

A 体内合成量 + B 从食物中摄取的量 = C 体内的胆固醇总量

体内胆固醇升高的主要原因

长期饮食过量

如果持续摄入过多的胆固醇，人体内的胆固醇调节功能不能完全协调，最终导致胆固醇以低密度脂蛋白的形式（坏胆固醇）聚积在血液里。

此外，脂肪和碳水化合物的过多摄入，也是体内甘油三酯增多的原因，会间接导致胆固醇的升高。

疾病

糖尿病、甲状腺功能低下、库欣综合征等激素分泌异常导致的疾病，会使体内的胆固醇增加。

家族性高胆固醇血症也会使体内的低密度脂蛋白胆固醇升高。

肥胖

由于肥胖使得皮下和腹部堆积了过多的甘油三酯，这些甘油三酯会成为制造极低密度脂蛋白的原料。如果体内的极低密度脂蛋白持续增加，极低密度脂蛋白转化成的低密度脂蛋白就会相应增加。

年龄的增大

维持生命所需的基础代谢率会随着年龄的增大而降低。因此人过中年以后，即便饮食量不变，由于基础代谢率的降低，也有可能出现饮食相对过量的情况。

药物的不良反应

在利尿剂和用于治疗过敏或皮肤病的甾体激素中，含有能促进甘油三酯和极低密度脂蛋白合成的物质。

甘油三酯过多会引发多种疾病

◉体内甘油三酯过多会成为"不良资产"

甘油三酯是人体不可或缺的成分

甘油三酯是人体所储备的能量，与胆固醇一样，是人体中不可或缺的成分。

甘油三酯储存在皮下脂肪、内脏脂肪等脂肪细胞中，可以起到保持人体体温、缓冲人体遭受的击打等作用。

此外，甘油三酯分解后形成的脂肪酸，是维持生命的热量源，当人体的热量供应不足时，可以成为人体的应急能源，在灾害、登山、长时间徒步行走等情况下作为持续的热量补给。

总之，甘油三酯对于人体来说是必不可少的，但是如果体内的甘油三酯过多，就会起到负面作用，变成人体的"不良资产"。

甘油三酯过多会引发多种疾病

如果人体内的甘油三酯过多，就会像坏胆固醇一样，成为引发多种疾病的诱因。

甘油三酯过多，首先有可能直接引发急性胰腺炎或脂肪肝等疾病，最终导致血液中的低密度脂蛋白胆固醇增加，成为引发心肌梗死或脑梗死等动脉粥样硬化性疾病的重要因素。此外，低密度脂蛋白胆固醇的增加与含有甘油三酯的脂肪细胞能够分泌抵抗胰岛素的物质也有关系。

以前人们对甘油三酯的关注较少，近年来随着甘油三酯的危害渐为人知，人们也开始像关注低密度脂蛋白胆固醇那样关注甘油三酯了。

相关阅读页➡P7、P8、P10、P12

甘油三酯的结构

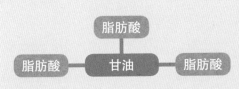

- 虽然脂肪酸是酸性的，但与甘油结合起来就变成了中性，因此甘油三酯又称为中性脂肪。
- 因为甘油三酯是三个脂肪酸分子与一个甘油分子结合形成的物质，所以又叫三酸甘油酯。

甘油三酯与胆固醇的关系

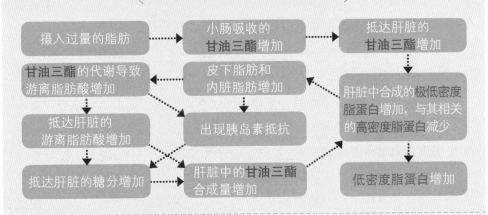

体内甘油三酯过多易引发的疾病

糖尿病	体内甘油三酯过多可引发胰岛素抵抗，严重者可引发糖尿病。
高血压	脂肪细胞分泌的化学物质会使血管收缩，故而使血压升高。
痛风 （高尿酸血症）	近年来研究发现，高甘油三酯血症与痛风发病密切相关。
脂肪肝	因多余的甘油三酯堆积在肝细胞中所致。
急性胰腺炎	因酒精或脂肪摄入过量导致胰腺工作过度所致。

胆固醇水平与生活习惯相关

◉生活习惯左右着体内胆固醇和甘油三酯的水平

日常饮食左右着体内脂肪的水平

不管是胆固醇还是甘油三酯，它们在人体内的增减与饮食情况有直接关系，或者说是由人们从每天的饮食中摄取了多少脂肪成分，多少碳水化合物或蛋白质成分，以及多少总热量来决定的。

肥胖就是由于暴饮暴食使得甘油三酯过度在体内堆积的结果。这些堆积的甘油三酯会增加体内极低密度脂蛋白的含量，从而会导致血液中的低密度脂蛋白胆固醇含量增加，而高密度脂蛋白胆固醇的含量会相应减少。

饮酒、吸烟也会影响体内胆固醇和甘油三酯的水平

体内胆固醇和甘油三酯的含量也会因饮酒而增减。如果饮酒适量，可以增加体内高密度脂蛋白胆固醇的含量。但如果喝得太多，就会导致体内甘油三酯和低密度脂蛋白胆固醇增加。

吸烟时，香烟中的主要成分尼古丁不但会阻碍高密度脂蛋白胆固醇的合成，还会促进低密度脂蛋白胆固醇的合成。此外，尼古丁还会使血压升高，加之吸烟本身会增加血液中的一氧化碳含量，这些都会对血管的内膜造成损害，可以说吸烟直接促进了动脉硬化的发生。

运动不足也会导致高密度脂蛋白胆固醇合成减少，从而导致甘油三酯增加及胰岛素抵抗。

除此之外，不规律的生活习惯、睡眠不足等，也会间接导致饮食量、饮酒量、吸烟量的增加，进而使得体内的脂肪含量增加。

总之，人体内胆固醇和甘油三酯水平的高低，与人的生活方式密切相关。

相关阅读页➡P6、P14

影响体内胆固醇、甘油三酯水平的生活习惯

饮食

　　进食太多、偏食、吃饭太快及长期吃动物性食品都会增加体内低密度脂蛋白胆固醇水平，而鱼类、植物性油脂则有助于增加体内高密度脂蛋白胆固醇水平。

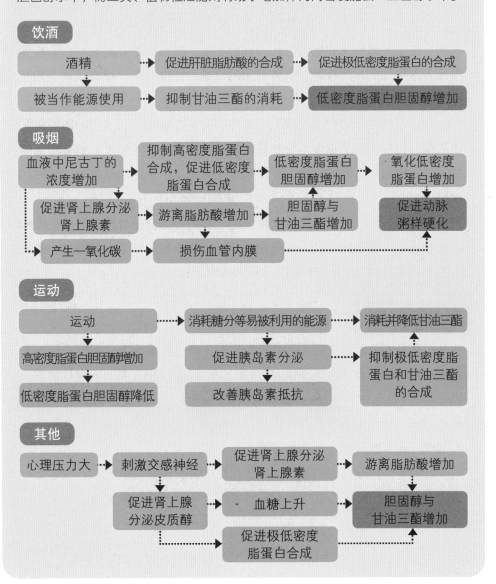

饮酒

酒精 ┈▶ 促进肝脏脂肪酸的合成 ┈▶ 促进极低密度脂蛋白的合成

被当作能源使用 ┈▶ 抑制甘油三酯的消耗 ┈▶ 低密度脂蛋白胆固醇增加

吸烟

血液中尼古丁的浓度增加 ┈▶ 抑制高密度脂蛋白合成，促进低密度脂蛋白合成 ┈▶ 低密度脂蛋白胆固醇增加 ┈▶ 氧化低密度脂蛋白增加

促进肾上腺分泌肾上腺素 ┈▶ 游离脂肪酸增加 ┈▶ 胆固醇与甘油三酯增加 ┈▶ 促进动脉粥样硬化

产生一氧化碳 ┈▶ 损伤血管内膜

运动

运动 ┈▶ 消耗糖分等易被利用的能源 ┈▶ 消耗并降低甘油三酯

高密度脂蛋白胆固醇增加 ┈▶ 促进胰岛素分泌 ┈▶ 抑制极低密度脂蛋白和甘油三酯的合成

低密度脂蛋白胆固醇降低 ┈▶ 改善胰岛素抵抗

其他

心理压力大 ┈▶ 刺激交感神经 ┈▶ 促进肾上腺分泌肾上腺素 ┈▶ 游离脂肪酸增加

促进肾上腺分泌皮质醇 ┈▶ 血糖上升 ┈▶ 胆固醇与甘油三酯增加

促进极低密度脂蛋白合成

胆固醇与代谢综合征有何关联

◉腹部肥胖的人易发生代谢综合征

代谢综合征是一组危险因素的组合

大家经常看到或听到"代谢综合征"这个词，"综合征"并不是一种独立的疾病，而是一组临床症候群。代谢综合征是一组以肥胖、高血糖、血脂异常及高血压等聚集发病，严重影响机体健康的临床症候群，是一组在代谢上相互关联的危险因素的组合。

在代谢综合征的一系列危险因素中，应格外重视腹部堆积的内脏脂肪。因为内脏脂肪比皮下脂肪更容易分解代谢，而储存着脂肪的肥大细胞会增加胰岛素抵抗，分泌使血压上升的物质，促使动脉硬化发生，引起心肌梗死或脑梗死等心脑血管疾病。

内脏脂肪是由甘油三酯转变而来的，它的分解会使血液中的低密度脂蛋白胆固醇和甘油三酯含量增高，胰岛素抵抗也会使体内的甘油三酯增加，故低密度脂蛋白胆固醇和甘油三酯是代谢综合征的关键指标。

代谢综合征的患病率逐年上升

根据日本健康调查显示，40～74岁的人群中，明显有代谢综合征的人和疑似代谢综合征的人合计总数高达940万人，并且还有980万人处于候补状态。也就是说，男性每2人中就有1人，女性每5人中就有1人，可见代谢综合征的比例相当高。目前，代谢综合征的患病率在许多国家都呈上升趋势，已严重危害人类的身心健康，成为世界性公共卫生问题。

2005年，国际糖尿病联盟颁布了代谢综合征全球共识定义。该定义明确以腹型肥胖为核心指标，并认为亚洲男性腰围≥90厘米，女性腰围≥80厘米，即为腹型肥胖。

相关阅读页➡P6、P14

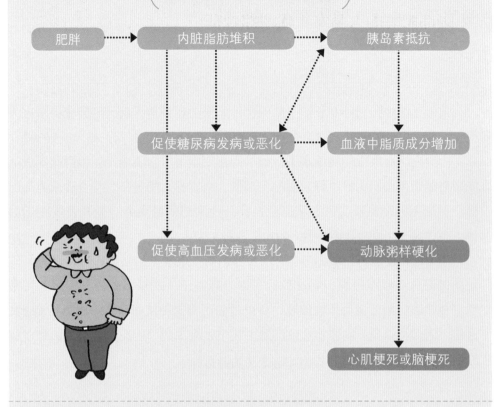

代谢综合征的危险因素

肥胖 ┈┈▶ 内脏脂肪堆积 ┈┈▶ 胰岛素抵抗

促使糖尿病发病或恶化 血液中脂质成分增加

促使高血压发病或恶化 ┈┈▶ 动脉粥样硬化

心肌梗死或脑梗死

代谢综合征的诊断标准*

男性腰围≥90厘米，女性腰围≥80厘米，同时满足以下任意两项的人：

血脂 高密度脂蛋白男性＜1.0毫摩/升，女性＜1.3毫摩/升，或甘油三酯≥1.70毫摩/升。

血压 收缩压≥130毫米汞柱，或舒张压≥85毫米汞柱，或已经诊断为高血压并接受药物治疗。

血糖 空腹时血糖值≥5.6毫摩/升，或者已经诊断为糖尿病并已接受药物治疗。

*译注：此标准为2005年国际糖尿病联盟关于代谢综合征的最新定义。

高脂血症是中年人的健康杀手

◉防治血脂异常极其重要

高脂血症的核心问题是脂质失衡

人体血液中胆固醇和甘油三酯的含量如果出现异常，就会给健康带来很大的伤害，此时出现的问题就称为血脂异常或高脂血症。

检测人体血液中的脂质水平，如果低密度脂蛋白胆固醇（坏胆固醇）过高，或高密度脂蛋白胆固醇（好胆固醇）过低，或甘油三酯过高，均可诊断为高脂血症。根据不同的脂质异常，将高脂血症分为高胆固醇血症、低高密度脂蛋白血症、高甘油三酯血症和混合型高脂血症四种类型。

因为低密度脂蛋白胆固醇与甘油三酯偏高是最常见的问题，所以过去人们从血脂偏高这一状态出发，将这种疾病称为高血脂，这是不妥的。实际上高密度脂蛋白胆固醇偏低也会出现问题，所以目前已将这种疾病命名为血脂异常或高脂血症。因而可以说，高脂血症的问题不在于血液中的"脂质太多"，而是"脂质失衡"。

男性40岁后、女性50岁后是防治重点

高脂血症过去一直被认为是不怎么常见的疾病，然而，根据近年来的健康调查显示，男性从40岁起，女性从50岁起，高脂血症的患病人数急剧增加。在日本，20岁以上被诊断为"疑似高脂血症的人"总数达4000万人，占日本人口总数的四成。随着人们生活水平的提高和生活方式的转变，高脂血症的患病率在逐步上升，因此，会引发动脉硬化、心肌梗死、脑梗死等可怕疾病的高脂血症已不是什么罕见的疾病。调查表明，40岁以上男性和更年期以后的女性应为高脂血症的重点防治人群。

相关阅读页➡P6、P14

成年人血脂水平分层标准*

分 层	总胆固醇	低密度脂蛋白胆固醇	高密度脂蛋白胆固醇	甘油三酯
合适范围	<5.18	<3.37	≥1.04	<1.70
边缘升高	5.18~6.19	3.37~4.13		1.70~2.25
升 高	≥6.20	≥4.14	≥1.55	≥2.26
降 低			<1.04	

*译注：表中数据已参照2007年《中国成人血脂异常防治指南》加以修订。数据单位均为毫摩/升。

血脂异常的年龄分布趋势

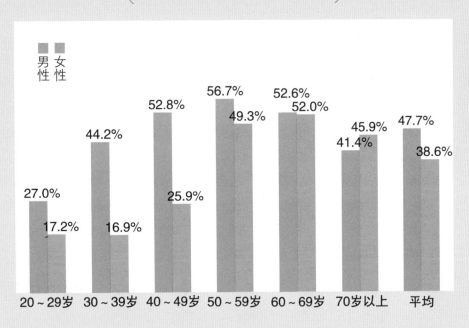

女性到了绝经期后，由于雌激素的减少，血脂异常的人数急剧上升。

测测你的危险程度

◉从三个方面可以测出你的高脂血症危险指数

引发高脂血症的三组因素

高脂血症（血脂异常）是指血液中低密度脂蛋白胆固醇或甘油三酯升高，或者高密度脂蛋白胆固醇降低引起的疾病。

引发高脂血症（血脂异常）的危险因素较多，可以分为以下三组。

- 暴饮暴食等不良生活习惯。
- 糖尿病或肝病等疾病，以及某些药物。
- 家族性高胆固醇血症等遗传因素。

上述三组危险因素的详细情况列举在下一页（P23），供大家参考。如果符合其中两组的主要危险因素如肥胖、高血压等，或者在第一组的生活习惯中有3~4项符合，尤其是中老年男性，可以判定其高脂血症（血脂异常）的发病率极高。

几种危险因素叠加起来风险很高

研究表明，心肌梗死和脑梗死等动脉硬化性疾病的发病危险因素主要有：高胆固醇血症、年龄增大（男性≥45岁，女性≥55岁）、高血压、糖尿病、吸烟、肥胖、低高密度脂蛋白胆固醇血症等。因此，预防和治疗高脂血症（血脂异常）是预防动脉硬化性心脑血管病的关键措施。

事实上，高脂血症或血脂异常的患者，其发病多与不良的生活习惯有关。近年来，心肌梗死和脑梗死增加的原因也与不良生活习惯导致的肥胖、糖尿病、高血压、血脂异常有关。因此，建议20岁以上的成年人至少每5年检查一次血脂情况。40岁以上的男性和绝经后的女性每年都要进行血脂检查。

相关阅读页➡P20

高脂血症的危险因素

第一组　生活习惯

①肥胖（平时吃得太多）。
②饮食中脂肪比例偏高。
③对甜食来者不拒。
④长期酗酒。
⑤不爱运动。

⑥年龄增大：男性40岁以上，女性50岁以上。
⑦吸烟。
⑧压力很大。
⑨代谢综合征及其高危人群。

第二组　疾病与药物

⑩高血压。
⑪糖尿病。
⑫患有以下疾病：甲状腺功能低下、库欣综合征、肾病综合征、尿毒症、阻塞性黄疸、原发性胆汁性肝硬化等。
⑬服用以下药物：降压药（利尿剂和β受体阻滞剂）、类固醇药物或雌激素、口服避孕药等激素类药物、免疫抑制剂、某些抗抑郁药。

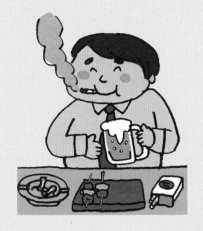

第三组　遗传因素

⑭有家族性血脂异常的因素。
父母一方血胆固醇或甘油三酯偏高，或者胆固醇和甘油三酯都偏高。如果双亲都存在遗传因子异常的情况，即便年龄较低也会发病。

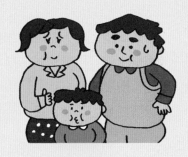

血脂应控制在什么水平

◉ 血脂控制目标因人而异

将血脂控制在目标范围内是治疗的关键

高脂血症（血脂异常）的治疗目标就是将血脂水平控制在目标范围内。

如何将血脂水平控制在目标范围内，要看患者的实际情况，即除了有高脂血症外，还有没有易患动脉硬化性疾病的其他危险因素。比如患者的低密度脂蛋白胆固醇较高，而高密度脂蛋白胆固醇和甘油三酯都正常，也就是说只具备一项危险因素，在这种情况下该患者应被归到低危人群中，其血脂控制目标是：低密度脂蛋白胆固醇低于4.14毫摩/升。

如果除了低密度脂蛋白胆固醇升高外，还有一两项危险因素，就属于中危人群，那么其低密度脂蛋白胆固醇的控制目标则应低于3.37毫摩/升。如果是有三个以上危险因素的高危人群，其低密度脂蛋白胆固醇就要以低于2.60毫摩/升为目标。也就是说，患者具备的危险因素越多，其低密度脂蛋白胆固醇的控制目标也就越低。如果高脂血症患者同时有糖尿病或者动脉粥样硬化时，其低密度脂蛋白胆固醇的目标值则必须控制在2.60毫摩/升以下。若患者已出现过心绞痛等冠心病症状，则不管有没有其他危险因素，其低密度脂蛋白胆固醇的控制目标都要低于2.60毫摩/升，或者更低。而高密度脂蛋白（高于1.04毫摩/升）和甘油三酯（低于1.70毫摩/升）的控制目标值则不变。

控制血脂从改善生活习惯做起

当出现高脂血症（血脂异常）时，首先建议患者通过均衡饮食、加强运动和戒烟等改变生活习惯来控制血脂。调整饮食和改善生活方式是治疗血脂异常的基础，且应长期坚持，必要时才进行药物调脂治疗。此外，因糖尿病或者肝病等其他疾病导致的血脂异常，则以治疗这些疾病为前提。

相关阅读页➡P20、P22

血脂的控制目标*

	危险因素 数量**	低密度脂蛋白 胆固醇	高密度脂蛋白 胆固醇	甘油三酯
低危人群	0	<4.14毫摩/升	>1.04毫摩/升	<1.70毫摩/升
中危人群	1~2	<3.37毫摩/升	>1.04毫摩/升	<1.70毫摩/升
高危人群	3~7	<2.60毫摩/升	>1.04毫摩/升	<1.70毫摩/升
糖尿病或 动脉粥样硬化	0~7	<2.60毫摩/升	>1.04毫摩/升	<1.70毫摩/升
冠心病	0~7	<2.60毫摩/升	>1.04毫摩/升	<1.70毫摩/升

译注：*本表数据已参照2007年《中国成人血脂异常防治指南》加以修订。

**除低密度脂蛋白胆固醇升高以外的其他危险因素的数量。

动脉粥样硬化性疾病的危险因素

❶ 高胆固醇血症。

❷ 年龄增大（男≥45岁，女≥55岁）。

❸ 高血压。

❹ 糖尿病。

❺ 吸烟。

❻ 冠心病家族史。

❼ 低高密度脂蛋白。
胆固醇血症。

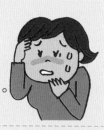

引发高脂血症的危险因素及其危害

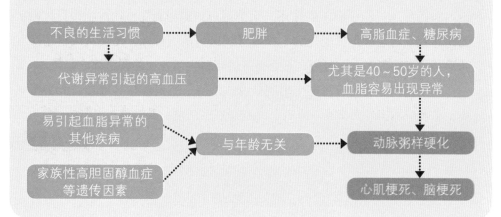

不良的生活习惯 → 肥胖 → 高脂血症、糖尿病

代谢异常引起的高血压 → 尤其是40~50岁的人，血脂容易出现异常

易引起血脂异常的其他疾病 → 与年龄无关 → 动脉粥样硬化

家族性高胆固醇血症等遗传因素 → 与年龄无关

→ 心肌梗死、脑梗死

什么时候开始药物治疗

◉改善生活习惯，定期检查，及时用药

什么情况必须用药

在综合考虑各种危险因素之后，通过改善生活方式治疗3～6个月，低密度脂蛋白胆固醇仍然没有达到控制目标值，就要考虑药物治疗了。

也就是说，经严格控制饮食、戒烟、加强运动等生活方式的调节后，每月检查血脂情况，如果低密度脂蛋白胆固醇始终达不到控制目标值，最好从诊断后的第3个月起开始进行药物治疗。

不过，如果患者同时有糖尿病、动脉粥样硬化，或其血脂异常的原因为遗传因素所致，可在高脂血症（血脂异常）确诊时直接用药。此外，当甘油三酯极高时，因有引发胰腺炎的危险，也应立即用药。

另一方面，如果确定引起高脂血症（血脂异常）的原因是酒精等因素，应首先考虑戒酒或限酒。

如何应用调脂药

高脂血症（血脂异常）的治疗主要从降低低密度脂蛋白胆固醇（坏胆固醇）和降低甘油三酯两方面入手，通过这两方面的治疗同时能够达到提高高密度脂蛋白胆固醇（好胆固醇）的作用。虽然通过口服药物能够使血脂得到控制，但是要想达到预防动脉粥样硬化和心脑血管病这一最终目标，还要从改善生活方式、防治相关疾病等多方面努力。不管是否用药，生活方式的调整都应坚持。

在使用调脂药时有可能会出现横纹肌溶解、肌肉疼痛、倦怠、无力等不良反应，患者应在医生的指导下服药，并密切观察病情，及时就医。

相关阅读页➡P24

高脂血症的治疗

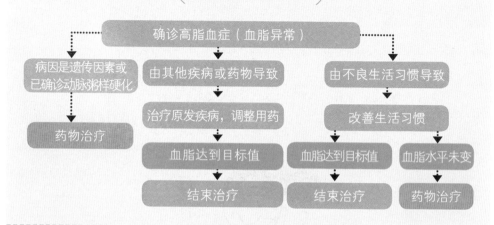

调节血脂的药物

以降低低密度脂蛋白胆固醇为主的药物

种类	药品名	作用机制	不良反应
他汀类	罗舒伐他汀钙 美伐他汀 辛伐他汀 阿托伐他汀	阻止肝脏合成胆固醇 延缓动脉粥样硬化	横纹肌溶解、头痛、腹泻、肝功能障碍
胆酸螯合剂	考来烯胺 考来替泊	与胆酸结合，阻止小肠吸收脂肪	便秘、恶心、腹泻，干扰脂溶性维生素的吸收
其他	普罗布考	阻止胆固醇的合成 有抗氧化作用	腹泻或呕吐、失眠、耳鸣

以降低甘油三酯为主的药物

种类	药品名	作用机制	不良反应
烟酸类	烟酸 阿西莫司	减少脂质生成，促进其分解 适用于高甘油三酯血症	面部潮红、皮肤瘙痒、胃肠不适
贝特类	苯扎贝特 非诺贝特 非诺贝特微粒	增加高密度脂蛋白，降低甘油三酯	消化不良、腹泻、肝功能障碍

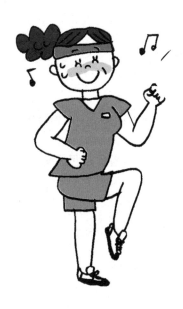

第2章

低胆固醇
饮食方式

了解什么食物能吃多少，然后在平时的饮食中将摄入量控制在适宜范围内，正确理解和运用"适宜范围"这个基本概念。

吃掉体内的坏胆固醇

◉饮食习惯与胆固醇有什么关系

不改变饮食习惯，胆固醇很难降

人体内的胆固醇是以吃下去的食物为原料在肝脏中合成的，因此如果不改变饮食习惯，无论怎么运动，胆固醇也不会降低。

体内胆固醇偏高的人，应控制高胆固醇食物的摄入。因此，要对食物中胆固醇的含量有所了解。

有一段时间曾流行"日饮一瓶奶，日食一枚蛋"，不过这种饮食观念已经发生了变化，现在的正确观念是每个人根据自己身体的实际情况来确定饮食指标。

此外，如果大量食用油腻、较甜的食物，血液中的甘油三酯和胆固醇也会增加。尤其是动物性脂肪中含有大量饱和脂肪酸，如果摄入过多，体内的低密度脂蛋白胆固醇（坏胆固醇）就会增加。血液中的低密度脂蛋白胆固醇一旦增加，就会堆积在动脉壁上，使血管腔变窄，形成动脉硬化，并最终导致心肌梗死或脑梗死等疾病。

了解食物中所含胆固醇的量

大家最熟悉的胆固醇含量较高的代表食物就是鸡蛋，除此之外，像动物内脏和肥肉、鱼子、黄油、奶酪、生奶油以及乳制品等食物中的胆固醇含量也不少。

以一个健康人为例，每天可摄入胆固醇300～500毫克，以控制在300毫克以下为宜。但是对于高胆固醇血症患者而言，每天的摄入量则应控制在200毫克以下。

举几个例子，一个较大的鸡蛋（大约60克）含有350毫克胆固醇，40克鳕鱼子含有140毫克胆固醇，60克鸡肝含有220毫克胆固醇。

也就是说，高胆固醇血症患者只要吃一个鸡蛋或者是很少的鱼子，这一天就不能再摄取其他含胆固醇的食物了。

话虽如此，但不是说要绝对禁止食用这些食物，重要的是要了解什么食物能吃多少，在平时的饮食中将摄入量控制在适宜范围内。

另外，胆固醇正常，只是甘油三酯偏高的人，无需在饮食上过度控制胆固醇类食物，但要注意控制动物脂肪的摄入量。

总之，胆固醇不宜摄入过多。即便体检结果显示血脂指标都在正常值之内，也不应暴饮暴食，要做到适度摄入。

相关阅读页➡P4、P8、P39

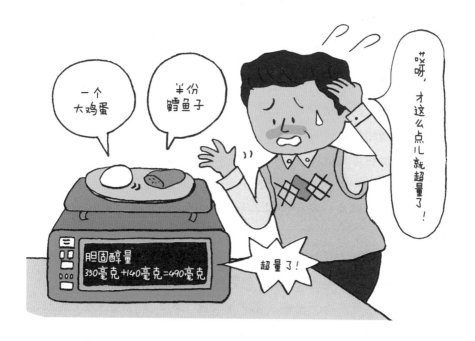

热量的摄入与消耗

◉ 了解自己每天所需热量，由此计算适宜摄入量

热量的摄入与消耗应保持一致

人要活着，使身体运转起来的能量是必不可少的，而这个能量的表示单位就是热量。一个人摄入的食物在体内生成的总能量称为摄入量，而在活动中消耗掉的总能量便是消耗量。

一个人每天摄入多少热量是有适度限制的。摄入过多就会出现"热量过剩"，多余的热量常以脂肪或者糖原的形式储存在体内。每个人摄入热量的多少与年龄、性别、体重、身高及每天的活动量密切相关，每个人应该根据自己的热量消耗情况来决定适宜摄入量。热量的摄入高于消耗的人，要么控制热量的摄入，要么增加热量的消耗，否则脂肪就会在体内堆积起来。

了解自己的适宜摄入量

将每日摄入的热量控制在适宜范围内，不但能够降低血液中的甘油三酯，还能降低低密度脂蛋白胆固醇。

每天摄取热量的适宜值，一般来说，运动量较轻的成年男性为1800~2700千卡（1千卡=4.184千焦），成年女性为1500~2100千卡。这个数值只是一个参考，由于个人的年龄、体质、基础代谢率等方面的不同，每个人的适宜摄入量也应有所不同。

可以用简单的方法计算出自己每天所需的热量。首先算出自己的理想体重，判断自己是正常、消瘦还是肥胖，然后再计算每天所需的热量。

理想体重（千克）=身高（米）×身高（米）×标准系数（男22，女20）。实际体重在理想体重的±10％为正常；实际体重>理想体重的20％为超重；实际体重<理想体重的20％为消瘦。正常体重者可以按理想体重乘以30~40千卡来计算每日所需摄入的热量，消瘦或超重者则应适当增加或减少每日摄入量。

相关阅读页➡P92

每天所需热量的计算方法

（以正常体重为例）

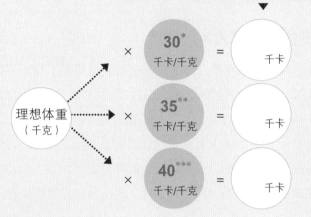

每天摄入的热量 ▼

理想体重
（千克）

× **30**[*]
千卡/千克 = 千卡

× **35**^{**}
千卡/千克 = 千卡

× **40**^{***}
千卡/千克 = 千卡

[*] **轻体力活动者** 以坐姿或站立为主的工作，如办公室工作、酒店服务等。

^{**} **中体力活动者** 坐着工作但也经常走动或者站起来工作，或者通勤、购物等活动较多。

^{***} **重体力活动者** 从事较剧烈的运动如装卸、登山、体育运动等。

（举例）男性，身高165厘米，轻体力活动者。

理想
体重 = 1.65 × 1.65 × 22 = 60千克

每天摄入
的热量 = 60 × 30 = 1800千卡

　　上述是以正常体重为例进行的计算，实际的计算方法应根据每个人的不同情况，如有无疾病、年龄体质上的差异等决定，也可在医生的指导下计算。

理想的进食时间与进食量

◎早饭要吃好，晚饭要吃少，进食要规律

早中晚的热量摄入应为3：4：3

不吃早饭，早饭只吃水果，或者只喝咖啡，这些都不是好习惯。

早晨和上午，尤其应该吃碳水化合物。因为大脑只能以葡萄糖作为能源，所以早中饭若不摄入碳水化合物，大脑就不能好好工作。

通常情况下，大多数人尤其是由于工作原因经常应酬的人，晚饭往往是最丰盛的。这样一来，早中晚饭的热量摄入比例就变成了2：3：5。如果晚上摄入大量的热量，这些热量无法在当天消耗掉，就只能作为脂肪储存起来，长此以往容易引起肥胖。

所以，习惯早饭吃得少，而晚饭吃得多的人，应调整饮食习惯，早饭和午饭要多吃点儿，晚饭相应少吃一些。

早中晚饭的热量摄入为3：4：3是一个理想的比例。假定一天的热量适宜摄入量是1600千卡，那么早饭和晚饭各摄入480千卡，午饭摄入640千卡为宜。

规律进食能预防肥胖

一日三餐是规律饮食的基础。如果用餐次数不够，或者把饮食量减得太少，身体就会陷入饥饿状态，很容易在下次进食的时候吃得更多，这样人就容易发胖。除此之外，如果在极度空腹的状态下，突然一口气吃到撑，体内就会产生大量的低密度脂蛋白胆固醇和甘油三酯。

每天在固定的时间进食，这样血液中的甘油三酯和葡萄糖才能保持在适度水平。

晚饭最好在睡觉前3小时吃完。如果吃饭较晚，胃里的食物得不到消化，食物和胃酸很容易逆流，造成反流性食道炎，如果这种情况反复发生，还有可能发展成食道癌。如果等胃里的食物消化一段时间后再睡觉，胃酸就不会逆流，这样也就预防了反流性食道炎的发生。

对进食量应加以控制

在进食量方面也要加以控制，每顿饭不要吃到十分饱。想要做到这点的诀窍是细嚼慢咽。一般而言，从开始进食到产生饱腹感，需要约20分钟时间。如果吃得太快，在感觉饱之前就已经吃了一大堆东西，很容易吃多，而且因为没有仔细咀嚼，会对消化造成负担。如果细嚼慢咽，在吃完饭之前就会有饱腹感了，这样不容易吃多。

在宴会上或者跟朋友一起吃饭的时候，不妨多聊聊天，这样不但控制了热量的摄取，从快乐进食层面上讲，也能获得满足感。

相关阅读页➡P32、P46

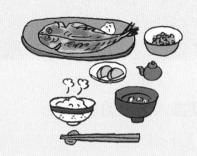

早饭 7点

吃足碳水化合物，给一天增添活力。

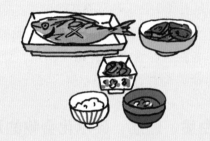

午饭 12点

充分考虑营养平衡，吃好吃饱。

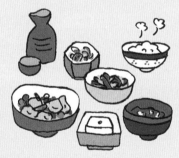

晚饭 7点

要有意识地少吃。如果喝酒，碳水化合物就要减量。

如何做到营养均衡

◉ 全面摄取各类食物，做到膳食营养均衡

保证摄入食物的多样性

人体所需的营养素有很多种。只要不偏食不挑食，大多数营养素都能通过膳食获得。

有些人在减肥期间禁食某些食品。实际上，不同食物含有不同的营养素，一类食用只要不摄入过量就可以，不必禁食。此外，有人通过吃某一种食物来减肥，这种做法会出现营养素的缺乏，对身体不利。

全面摄入各类食物，不但能够全面地摄取到人体所需的各种营养素，还可以通过各种营养素之间的相互作用，使它们的功效发挥得更好。比如摄取的食物中如果含有维生素D和钙，那么维生素D能够帮助钙的吸收。

蛋白质、脂肪、碳水化合物的适宜比例

由于不同食物中所含的营养成分各不相同，所以尽量做到每餐饮食多样化，是保持营养均衡的基础。

如果以占总热量的比例来评价每日摄取的营养素是否平衡，一般碳水化合物占50%～70%，蛋白质占10%~20%，脂肪占20%～30%（30～69岁20%～25%，70岁以上15%～25%）是比较合适的比例。不过，胆固醇和甘油三酯偏高的人，应适当减少脂肪和碳水化合物的摄入量。

患有高甘油三酯血症的人，通过戒酒可使甘油三酯水平得到很大改善。除此之外，蛋糕之类的食物也要尽量控制。

相关阅读页➜P44、P46、P52

掌握好每日饮食种类的平衡

营养成分	主要来源	常见食物
碳水化合物	主食类 （谷物、薯类等）	
维生素、矿物质和 膳食纤维	水果、蔬菜、 藻类、菌类	
蛋白质	鱼、肉、大豆、 鸡蛋类	
钙	乳制品类	
脂肪	油脂类 （油与动物脂肪）	

　　每日饮食主要由主食、蔬菜、藻类、菌类、鱼、肉、大豆、鸡蛋组成。水果、乳制品每天应至少摄入一次。油脂类则应适量摄入。

高胆固醇血症患者的合理饮食是这样的

碳水化合物 占总热量的60%（少吃蔗糖，多吃谷类）。

蛋白质 占总热量的15%～20%（少吃肉，多吃鱼和大豆）。

脂　肪 占总热量的20%～25%（少吃肉类脂肪，多吃鱼或植物性脂肪）。

胆固醇 每天200毫克以下。

膳食纤维 每天25克以上（多吃蔬菜、藻类、菌类等）。

酒　精 每天25克以下。

其　他 多吃富含维生素和多酚的蔬菜和水果（水果应控制在每天80～100千卡）。

高胆固醇食物与低胆固醇食物

◎掌握食物的胆固醇含量，轻松控制摄入量

了解高胆固醇食物

说到胆固醇含量较高的食物，最有代表性的就是鸡蛋。除此之外，胆固醇含量较高的食物还有很多。一般而言，动物性食物的胆固醇含量都比较高。

胆固醇偏高的人，应当了解哪种食物中含有多少胆固醇，这样才能将每日摄取的胆固醇总量控制在300毫克或200毫克以下。重点是控制每日胆固醇的摄入总量，而不是一味地禁食胆固醇含量高的食物。

此外，不光要注意食材本身，对于使用特定食材的加工食品也要加以注意，尤其是鸡蛋和乳制品类加工食品，这类食品不但种类丰富，而且其所含鸡蛋或乳制品常常是肉眼看不到的。比如蛋黄酱或者冰激凌，其中就含有鸡蛋黄。

何谓低胆固醇食物

了解哪些食物属于低胆固醇食物，并与高胆固醇食物搭配食用，可从整体上达到营养平衡。常见的低胆固醇食物有蔬菜、水果、菌类、藻类，大米、荞麦、薯类等碳水化合物类食物的胆固醇含量也几乎为零。

即便是低胆固醇食物，如果每天进食过多，也会间接使体内胆固醇增加。

某些食物虽然胆固醇含量很低或者为零，但热量却很高，所以也不能食入过量。而且某些胆固醇含量较低的食用油，如果摄入过多，同样会增加体内甘油三酯的含量。

相关阅读页➡P30

各种食物的胆固醇含量
（每100克食物）

海鲜	
鱿鱼干	980毫克
干沙丁鱼片	710毫克
鮟鱇鱼肝	560毫克
虾米（海米）	510毫克
虾皮	428毫克
小沙丁鱼干	390毫克
鱼白	360毫克
海胆	290毫克
柳叶鱼	290毫克
墨鱼	270毫克
河蟹	267毫克
鱼翅	250毫克
蒲烧鳗鱼	230毫克
鲱鱼干	230毫克
银鱼	220毫克
玉筋鱼	200毫克
干制鲣鱼	190毫克
鳗鱼	180毫克
对虾	170毫克
蚝、章鱼	150毫克
海螺	140毫克
海蟹	125毫克

肉类	
肥鹅肝	650毫克
鸡肝	370毫克
猪肝	250毫克
牛肝	240毫克
卤猪杂	210毫克
鸡心	200毫克
猪肚	170毫克
鸡腿	160毫克
猪小排	140毫克
牛百叶	120毫克
牛心	110毫克
牛舌	100毫克
牛肉（五花）	98毫克

鱼子	
鲑鱼子	510毫克
鱼子酱	500毫克
咸鲑鱼子	480毫克
鳕鱼子（生）	350毫克
明太鱼子	280毫克
青鱼子	230毫克

鸡蛋	
鸡蛋	585毫克

胆固醇含量几乎为零的食物

大部分蔬菜和水果，海带、海菜、大豆、红豆、豆腐、菌类、果酱、薯类、坚果类、果冻、糖、米饭、乌冬、荞麦、面粉、麦麸、咖啡、茶、果汁、碳酸饮料、植物油等。

鸡蛋要适量摄取

◉ 鸡蛋是高胆固醇血症患者应警惕的食物

高胆固醇者每周只能吃1～3个鸡蛋

一枚偏小的鸡蛋（约50克）中，就含有大约290毫克的胆固醇。对于胆固醇高的人而言，一天的胆固醇适度摄取量在300毫克或200毫克以下，所以只吃一个鸡蛋就够了。

但也不必因为胆固醇高就盲目地对鸡蛋敬而远之。因为鸡蛋虽然含有大量胆固醇，但它同时也含有人体必需的氨基酸、维生素和矿物质，可以说是一种复合了多种营养素的理想食物。

考虑到鸡蛋的各种优点，与其完全不吃鸡蛋，不如有所控制地适当摄取。

胆固醇偏高的人食用鸡蛋的指标：如果血液化验显示总胆固醇在6.20毫摩/升以上，每周可以吃1～2个鸡蛋，低于这个数值者每周可以吃2～3个。

鸡蛋里的胆固醇大部分在蛋黄中

鸡蛋里的胆固醇主要分布在蛋黄中，蛋清（蛋白）中几乎没有。一个50克左右的鸡蛋中蛋黄大概占了18克，还不到整个鸡蛋的一半，但鸡蛋中全部的胆固醇基本都存在于这18克蛋黄里了。

此外，鹌鹑蛋虽然个头小，但与同样分量的鸡蛋相比，鹌鹑蛋中的胆固醇含量并不算低。

同理，蛋黄酱、蛋糕、布丁等使用大量蛋黄制作的食品，即便是很少的量，也需要加以控制。

反之，只用鸡蛋清加工的食品，像蛋皮酥、清蒸鱼之类的食物，就可以放心食用了。

相关阅读页➡P30

一枚鸡蛋（50克）中的主要营养成分与热量

水分	40克	维生素A	80微克视黄醇当量
蛋白质	7克	维生素B$_1$	0.03毫克
脂肪	6克	维生素B$_2$	0.23毫克
碳水化合物	0.2克	维生素B$_6$	0.04毫克
钙	27毫克	维生素B$_{12}$	0.5微克
磷	95毫克	维生素D	1微克
铁	1毫克	维生素E	0.5毫克
钠	74毫克	维生素K	7微克
钾	69毫克	烟酸	0.1毫克
镁	6毫克	食盐相当量	0.2克
锌	0.7毫克	热量	80千卡

蛋类之所以含胆固醇高是源于对下一代的爱

　　不管鱼还是鸡，在产卵之后，都无法像哺乳动物一样喂养自己的下一代。所以母鸡或者雌鱼会把下一代生长所需的一切营养都放在卵里。鸡蛋的成分与刚刚破壳而出的雏鸡是一样的，可以说一枚鸡蛋就是一个完整的生命，其中饱含了禽类的母爱。

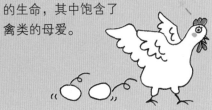

蛋类的胆固醇含量
（每100克食物）

鸡蛋黄	1500毫克
土鸡蛋	1338毫克
松花蛋	680毫克
咸鸭蛋	647毫克
鸡蛋	585毫克
鹌鹑蛋	515毫克
烧蛋卷	350毫克
鸡蛋豆腐	220毫克
鸡蛋白	1毫克

奶及奶制品怎么吃

◎ 尽量选择低脂或脱脂奶

奶及奶制品的营养很丰富

不管是哪种动物，哺乳类的宝宝大多是吃奶长大的，光从这一点也可以看出，奶是对身体非常有益的食物。

奶制品中不光蛋白质含量丰富，其中钙的含量也很高。一杯（200毫升）牛奶或者酸奶中含有210～230毫克的钙，占人体每天必须摄入钙的总量（600～800毫克）的1/3左右。此外，50克干奶酪中也含有大约300毫克的钙。

奶制品是健康人每日应该适量摄取的食物，尤其是女性闭经之后，身体较难吸收钙质，骨密度容易低下，更应积极摄取奶制品。

选择低脂奶或脱脂奶

由于牛奶中含有动物性脂肪，所以喝多了就会影响体内甘油三酯和胆固醇水平，胆固醇偏高的人宜选择低脂或者脱脂牛奶或奶制品。以每天一两杯低脂奶为宜。

在奶制品里，值得推荐的是酸奶，并且最好选择无糖或低糖酸奶。酸奶可以做调味料，也可以和水果一起吃，尤其在早上食用效果比较明显。喝酸奶有益于肠道的健康，还可预防大肠癌和便秘。将酸奶和咖喱之类的食物调配在一起，或者和蘑菇、青鱼等富含维生素D的食物一起食用，吸收效果会更好。

奶酪中含有大量的胆固醇，最好不要每天食用，但以脱脂奶为原料制作的干酪，胆固醇含量相对较少。

相关阅读页➡P30

奶制品的胆固醇含量
（每100克食物）

生奶油·············	120毫克	牛奶（浓）·············	16毫克
奶油干酪·············	99毫克	软奶油·············	13毫克
帕马森干酪·············	96毫克	牛奶（普通）·············	12毫克
卡芒贝尔奶酪·············	87毫克	酸奶（无糖）·············	12毫克
美式奶酪·············	78毫克	咖啡牛奶·············	8毫克
埃德姆干酪·············	65毫克	低脂牛奶·············	6毫克
冰激凌（普通脂肪）·············	53毫克	植物性生奶油·············	5毫克
冰激凌（高脂肪）·············	32毫克	酸奶（脱脂/加糖）·············	4毫克
脱脂奶粉·············	25毫克	低脂植脂冰激凌·············	4毫克
植脂冰激凌·············	21毫克	脱脂奶·············	3毫克
干酪·············	20毫克	酸奶饮料·············	3毫克
含糖炼乳·············	19毫克	果味牛奶·············	2毫克
牛奶冰激凌·············	18毫克	乳酸菌饮料·············	2毫克

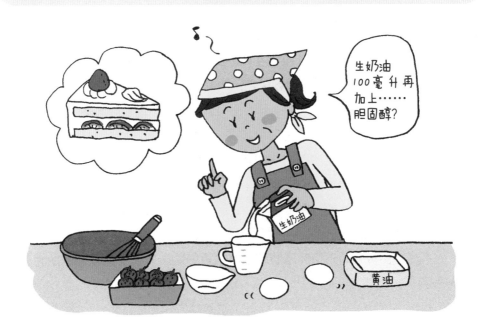

生奶油100毫升再加上……胆固醇？

要适量控制脂肪的摄入

◉ 适量摄取优质脂肪

脂肪是高热量、易使人发胖的营养素

脂肪是三大营养素（碳水化合物、蛋白质、脂肪）之一。不过，1克蛋白质或1克碳水化合物中含有4千卡热量，而1克脂肪中则含有9千卡热量，也就是说脂肪是一种高热量，且很容易使人发胖的营养素。

如果摄入的脂肪太多，后果不只是体内脂肪增加并变得肥胖，多余的脂肪还会在血管内堆积，使动脉管腔变窄，并在此基础上变硬而失去弹性，导致动脉硬化。更进一步还会演变成高血压、高脂血症，甚至有造成心肌梗死和脑梗死的危险。

所以胆固醇高的人，注意不要摄入太多的脂肪。但这并不代表要盲目地减少摄入量，最重要的是分清食物中脂肪的类别并加以控制。

尽量摄取新鲜食物中的不饱和脂肪酸

脂肪和蛋白质一样，是构成身体组织的重要原料，它还可以储备起来，在长时间运动或者血糖值下降的时候使用。

构成脂肪分子的脂肪酸可以分为饱和脂肪酸和不饱和脂肪酸。

肉类、牛奶、乳制品、鸡蛋中含有大量的饱和脂肪酸，如果摄入过多，血液中的甘油三酯或低密度脂蛋白胆固醇就会增加，从而加速动脉硬化的发生。橄榄油、红花油等植物油，还有坚果、牛油果、青鱼等食物中含有的主要是不饱和脂肪酸。不饱和脂肪酸通过降低血液中的低密度脂蛋白胆固醇，增加高密度脂蛋白胆固醇，可以达到阻止血栓形成的作用。

不过，食物中的不饱和脂肪酸很容易被氧化，所以要选择新鲜的食物，并尽快吃掉。

使用植物油而非动物油

　　无论是饱和脂肪酸还是不饱和脂肪酸，如果食物中极端缺乏，就会影响脂溶性维生素的吸收，所以重要的是适量摄取。故完全不摄入脂肪的"无油减肥"并不可取。

　　一天中脂肪的适宜摄入量应占总热量的20%~25%。

　　应当注意的是，平时摄入的脂肪有食物中包含的脂肪和食用油中的脂肪两种。食用油应尽量选用植物油如菜籽油、橄榄油等，避免使用动物油如黄油、猪油等。

相关阅读页➡P6、P11、P36、P68

 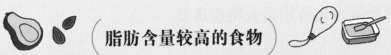

脂肪含量较高的食物

食物	热量（千卡）	脂肪（克）	胆固醇（毫克）
牛油果（80克，大半个）	150	15	0
杏仁（15克）	90	8	0
蛋黄酱（15克，1满汤匙）	105	11	23
植物油（10克，约1汤匙）	92	10	0
猪油（10克，约1汤匙）	94	10	10
薯片（15克，约10片）	83	5	0

营养价值

碳水化合物吃多少合适

◉ 碳水化合物过量或不足对健康都不利

糖类是大脑不可或缺的营养素

碳水化合物是三大营养素之一，主要包含可以吸收利用的有效碳水化合物如单糖、多糖、双糖等糖类，和不易消化的碳水化合物如纤维素。我们平时所说的碳水化合物实际上指的是前者，面包、米饭等主食大多属于碳水化合物行列。

碳水化合物是人体主要的能量来源。人脑活动所需的营养主要由碳水化合物中的葡萄糖供给，所以碳水化合物对人脑而言是不可或缺的营养素。

碳水化合物与胆固醇没有直接关系，碳水化合物过量或不足对胆固醇的高低没有什么直接影响，但是碳水化合物过量或不足对人体健康很不利。人每天摄入的热量中有60%来自碳水化合物。

进食碳水化合物类食物应适量

并不是只有米饭或者面包等食物中才含有碳水化合物，面粉和米粉或者以它们为原料制成的面条和饼中也都含有碳水化合物。不仅如此，土豆、红薯、玉米、南瓜、藕、栗子、豌豆、蚕豆、红豆等食物中都含有丰富的碳水化合物。

虽说碳水化合物与胆固醇没有直接关系，但是吃得太多会造成热量摄入过多，最终导致体内甘油三酯增加。所以进食碳水化合物类食物也应适量。

当餐桌上含碳水化合物的食物种类较多时，可有选择性地适量食用。

相关阅读页➡P14、P36

吃米饭的窍门

米饭可以说是碳水化合物中的代表食物。

要想控制碳水化合物的摄入，建议多吃糙米。这是因为糙米在加工过程中保留了胚芽中的膳食纤维和维生素，这些成分中碳水化合物的含量很少。另外，也可以在精米中混入胚芽米或者粗粮，既能增加营养，又能减少碳水化合物的摄入。

选面包的窍门

面包也是碳水化合物的代表食物。面包与米饭的不同之处在于，很多面包中添加了大量的黄油、鸡蛋和砂糖，所以选择的时候要格外注意。

在此推荐无糖的吐司面包或者法式面包，还可以选择用全麦粉或者黑麦粉制作的面包。但是，不要在这些面包上涂黄油，如有需要，可以涂一点橄榄油。

牛角面包、奶油蛋卷、丹麦面包等食物中使用了大量黄油，最好少吃，尤其是加了奶油的面包，都是高胆固醇食品。

碳水化合物含量较高的食物

食物	热量（千卡）	碳水化合物（克）	胆固醇（毫克）
糙米饭（150克，1小碗）	248	53.4	0
精米饭（150克，1小碗）	252	56.7	0
乌冬（煮，200克，1份）	210	43.2	0
荞麦（煮，200克，1份）	264	52.0	0
意大利面（80克，1份）	302	57.8	0
糯米糕（50克，1个）	118	25.2	0
吐司面包（60克，1片）	158	28.0	0
红薯（100克，半块）	132	31.5	0
土豆（100克，1个）	76	17.6	0
南瓜（100克）	91	20.6	0
莲藕（100克）	66	15.5	0

吃甜食的诀窍

◉ 糖类摄入过多会导致体内甘油三酯增加

吃甜食要学会选择

吃甜食容易使人发胖，因此大多数人对所有糖类食物都敬而远之。实际上，糖类可以分成几种，吃的时候对种类的选择是非常重要的。

糖类可以分成以下三种：

- 单糖（葡萄糖、果糖）
- 双糖（乳糖、蔗糖、麦芽糖等）
- 多糖（淀粉、纤维素等）

通常被认为不太健康的是葡萄糖或蔗糖等甜味明显的单糖或双糖。它们与需要长时间分解的多糖相比，从摄入到吸收进入人体所需的时间很短，容易引起血糖的上升，也容易转化为脂肪的形式在身体里储存起来。

葡萄糖是大脑唯一的能源

为了预防肥胖，改善体内胆固醇水平，在摄取糖类时应该少吃单糖或双糖，尽量食用含有多糖的食物。也就是说，应尽量少吃含有大量蔗糖或葡萄糖的甜食，如果特别想吃，应适量进食。

葡萄糖是人体所必需的营养物质，它不仅能为人体提供能量，还是大脑活动的唯一能源。当人体缺少葡萄糖时，注意力就会下降，容易感到疲劳。此时适当地吃些甜食，可以及时补充能量。另外，吃甜食也能缓解压力，转换心情。

总之，在甜食的选择上，要注意把握好吃的时机和量的多少，并适当摄取。

相关阅读页 ➡ P14

吃甜食的窍门

从吃甜食的时间来讲，不宜选择在睡觉前吃。

点心、零食、清凉饮料、罐装咖啡等食品里，一般都含有蔗糖。蔗糖在体内不但容易转化为甘油三酯，而且消化吸收快，容易升高血糖，所以最好不要一次吃太多，或者一天之内吃很多次。吃甜食的时候，在看清其中使用的原材料的同时，还要注意适量食用。

吃蛋糕不如吃蔬菜水果

糖类虽然不会直接影响胆固醇的高低，但是很多甜食如西点和冰激凌里还含有鸡蛋、黄油、奶油等物质，这些都会影响到胆固醇的高低。

如果想吃甜食，可以吃一些甜味水果，或者红薯、栗子、南瓜之类的食物。这些食物中同时含有丰富的维生素和膳食纤维，是健康食品。

甜食的热量与胆固醇含量

食物	热量（千卡）	胆固醇（毫克）
奶油蛋糕（110克，1块）	378	165
泡芙（80克，1个）	196	200
冰激凌（120克，1杯）	254	38
布丁（120克，1杯）	151	168
巧克力（10克，1块）	56	2
饼干（10克，1块）	52	6
奶油面包（100克，1个）	305	130
红豆面包（80克，1个）	224	0
大福饼（100克，1个）	235	0
水羊羹（60克，1块）	103	0
香蕉（100克，1根）	86	0
苹果（150克，半个）	81	0

吃盐多会增加动脉硬化的风险

◉ 注意少吃高盐食品

吃盐过多也会导致动脉硬化

由于吃盐不会直接影响体内胆固醇的高低，所以胆固醇偏高的人无需严格控制盐的摄入，每天摄入的盐适量即可，即每天少于6克。

虽然盐不会影响胆固醇的水平，但平时摄入的盐过多，高血压的风险就会随之增加。其主要原因是，如果摄入的盐分过多，血液中的盐分浓度就会增加，血液的渗透压也会随之增高，使得身体组织中的水分向血管内集中。于是体内的血液总量就会增加，血管内承受的压力相应变大，容易使血管壁受损，使得代谢产物在血管壁破损处堆积，最终导致动脉硬化。

喝面汤容易使盐摄入量超标

如果胆固醇偏高的人同时还合并有高血压，那么动脉硬化的危险就更大了。所以要限制盐的摄入。

在平时的饮食中，多数人每天摄入的盐和油都超标。比如我们常吃的拉面，其配料所含的盐分已经不少，如果再把汤都喝干净，这顿饭的盐就会超标。

低盐饮食的技巧

除了鱼干、小沙丁鱼、盐腌食品、梅干等为了长久保存而放入大量食盐的食物外，加工食品中也含有不少盐分。另外，某些生吃的蔬菜虽然不含盐，但如果蘸酱吃，吃进的盐分容易超标。还有很多外卖食品盐含量也偏高。

不过，烹饪时只需在工序上用一点小技巧，就能做到减盐。多保留食材本身的天然味道，少用调料；不用含有盐分的调料做汤料，而选用无盐的汤底；将买回来的腌渍食品用水清洗后再吃等，都可以做到低盐饮食。

相关阅读页➡P10、P22

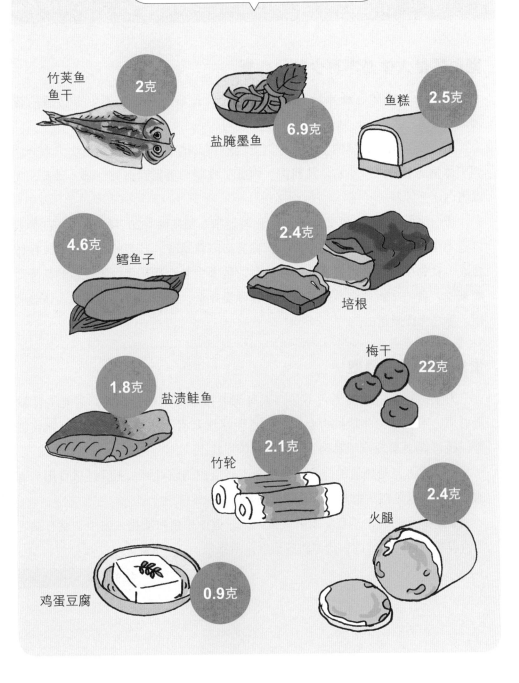

盐分含量较高的食物

（每100克食物）

竹荚鱼鱼干 **2克**

盐腌墨鱼 **6.9克**

鱼糕 **2.5克**

4.6克 鳕鱼子

2.4克 培根

梅干 **22克**

1.8克 盐渍鲑鱼

竹轮 **2.1克**

2.4克 火腿

鸡蛋豆腐 **0.9克**

蛋白质要适度足量摄取

◉蛋白质必不可少，但也要适量摄取

蛋白质是人体必不可少的营养素

蛋白质与脂肪、碳水化合物并称为三大营养素，是人类生存必需的营养物质。

蛋白质是构成人体的主要成分，蛋白质在人体中所占的比例仅次于水分，达到了体重的五分之一左右。从肌肉、内脏、皮肤、毛发到血液、酶、激素，无不以蛋白质为原料。

蛋白质由氨基酸组合而成，构造比较复杂。氨基酸有20多种，其中有8种人体自身无法合成，必须从食物中摄取，称为必需氨基酸。其余的氨基酸可以在体内合成。食物中所含必需氨基酸的种类和数量多少是衡量其蛋白质优劣的标准。一般来说，食物中所含必需氨基酸丰富且种类齐全，比例适当，容易被人体吸收利用，称之为优质蛋白。

蛋白质应适量摄取

为了防止蛋白质的摄入不足，人每天要摄取充足的蛋白质。若是人体缺乏蛋白质，不但体力和抵抗力会下降，还会使铁元素无法被充分利用而导致贫血等，还可能会出现指甲易裂、头发分叉等症状。

蛋白质不但是热量的能源，也是合成脂蛋白的原材料，不宜过多食用。理想的蛋白质摄入量应占每天摄入总热量的15%～20%。

胆固醇高的人，不宜吃太多大鱼大肉。但如果蛋白质摄入太少，就有缺乏必需营养素的危险，因此，蛋白质应适度足量摄取。

相关阅读页➡P4、P36

均衡摄取蛋白质

富含蛋白质的食物包括肉类、鱼类、鸡蛋、大豆等，蛋白质又可以分成动物蛋白和植物蛋白两类。

动物蛋白

含有大量胆固醇的代表食物主要是肉、鱼、蛋、牛奶等。胆固醇偏高的人在食用这些食物时，必须从摄入量、烹饪方式等多方面加以注意。

植物蛋白

包括大豆及豆制品等食物。此类食物营养价值高，胆固醇含量低，但是缺乏赖氨酸、蛋氨酸等几种必需氨基酸，所以要与动物蛋白搭配摄取。

为了避免胆固醇摄入过量，同时又要保证充足的蛋白质供给，就要均衡地摄取动物蛋白和植物蛋白，或者摄入植物蛋白更多一些。不论哪种蛋白质，都宜选择脂肪含量较低的优质蛋白，并调整好饮食的整体营养平衡。

蛋白质含量较高的食物

食物	热量（千卡）	蛋白质（克）	胆固醇（毫克）
竹荚鱼（120克，1条）	128	21.5	86
猪里脊（100克，1块）	291	18.3	62
鸡胸脯（60克，1块）	63	13.8	40
木绵豆腐（150克，半块）	108	9.9	0
卡芒贝尔奶酪（20克，1份）	62	3.8	17

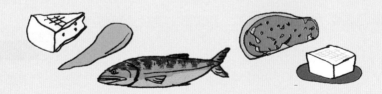

维生素怎样摄取

◉ 维生素A、维生素C和维生素E都有抗氧化作用

人体所需维生素要通过食物获得

维生素有很多种，无论哪种都无法在体内合成或合成量很少，所以必须通过食物摄取。维生素的特点在于，它主要是通过与蛋白质或矿物质等其他营养素一起产生复合作用。

蔬菜和水果中含有大量的维生素，通常一个人每天应摄入300～500克蔬菜。并且应选择黄绿色蔬菜、浅色蔬菜等各种不同种类的蔬菜搭配摄取，以便摄入多种维生素。

多摄入有抗氧化作用的维生素

如果生活压力太大或者饮食以肉食为主，就容易导致体内产生活性氧，从而损伤血管和细胞。这样一来，就会出现色斑、皱纹等衰老现象，或者进一步发展为动脉硬化、癌症等各种疾病。很多维生素都有防止细胞出现老化的抗氧化作用。最突出的是维生素A、维生素C和维生素E等，所以胆固醇偏高的人，应多摄入这些营养素。

维生素E能有效阻止细胞膜和血管的氧化，延缓体内无时无刻不在发生的细胞老化，使血管和细胞的压力减轻。

维生素C能够协助维生素E预防细胞老化。由于维生素C很容易在摄入几小时后被排泄掉，故每天都要摄取。

β-胡萝卜素能够在体内转化为维生素A，起到预防低密度脂蛋白氧化的作用。黄绿色蔬菜中多含胡萝卜素，胆固醇偏高的人可适当多吃。

相关阅读页➡P8

（富含维生素A的食物）

食物	热量（千卡）	维生素A（微克视黄醇当量）
胡萝卜（30克，3厘米段）	10	204
菠菜（75克，1/4把）	15	260
鸡肝（45克，一只鸡的肝脏）	50	6300
蒲烧鳗鱼（50克，半条）	150	750
蛋黄（18克，1个）	70	90

维生素A的推荐摄入量是成人每天700～800微克视黄醇当量。虽然黄绿色蔬菜中含有丰富的维生素A，但由于维生素A不溶于水，而溶于油，故应与含有脂肪的食物一同食用。

（富含维生素C的食物）

食物	热量（千卡）	维生素C（毫克）
西兰花（60克，1/4棵）	20	70
小白菜（75克，1/4把）	10	30
柿子（160克，1个）	100	110
草莓（50克，4颗）	20	30
猕猴桃（100克，1个）	50	70

维生素C的推荐摄入量是成人每天100毫克。由于维生素C容易溶于水，并且加热后也会流失，所以要减少泡在水里的时间，并缩短加热时间，或者生吃。

（富含维生素E的食物）

食物	热量（千卡）	维生素E（毫克）
杏仁（干，20克，10颗）	120	6
葵花籽油（13克，1大汤匙）	120	5
蒲烧鳗鱼（50克，半条）	150	3
青甘鱼（100克，1块）	260	2
南瓜（100克，1/4个）	90	5

维生素E的推荐摄入量是成人每天7～14毫克。许多食物中都含有维生素E，只要均衡饮食就能够满足摄取量。维生素E还能对同样具有抗氧化作用的β-胡萝卜素和维生素C起到辅助作用。

矿物质怎样摄取

◉ 矿物质摄入过多或过少都会破坏体内平衡

矿物质可使体内的酶活性化

矿物质是人体不可缺少的元素，主要是指除碳、氢、氮、氧之外的元素。矿物质在体内的作用主要是使消化吸收食物所必需的酶活性化。

人体必需的矿物质包括钙、钠、镁、钾、磷、硫、氯、铁、锌、铜、锰、铬、碘、硒、钼、钴等。但并不是说摄入这些矿物质多多益善，关键是要掌握好平衡，如果体内各种矿物质含量失衡，就会出现各种症状。

铬有助于维持体内胆固醇水平的正常

在矿物质中，与胆固醇代谢有关的是铬。铬能够促进脂肪的代谢，维持体内甘油三酯和胆固醇水平的正常。如果铬摄入不足，就有可能促进动脉硬化和高血压的发生与发展。

此外，锌、镁、锰也都是与代谢密切相关的矿物质。其他如钠、钾、钙等也应该给予重视。

钙是构成骨骼和牙齿的原料，如果血液中的钙浓度低下，骨骼中的钙质就会通过溶解来保证血液中的钙浓度，若这种状态持续下去，就会导致骨质疏松。因此必须摄入适量的钙，骨骼中的钙才能维持平衡。另外，在补钙的同时，应适量摄入维生素K以帮助钙吸收，绿色蔬菜中维生素K含量较高。但是，当血液中的坏胆固醇水平升高时，就会与钙一同沉积在血管壁上，引起动脉硬化。

相关阅读页➜P6

富含矿物质的食物

矿物质	食物
锌	牡蛎、瘦牛肉、贝类
铬	糙米、海苔
钙	虾、牛奶、酸奶、小鱼、小白菜
钠	梅干、豆瓣酱、酱油、味噌
钾	芹菜、茼蒿、牛油果、香蕉、菠菜、裙带菜
镁	糙米、牡蛎、纳豆、金枪鱼
锰	糙米、杏仁、木绵豆腐

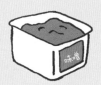   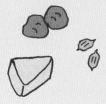

夏天要防止缺钾

钾元素主要存在于蔬菜水果中，是人体必不可少的矿物质。钾在夏天很容易随着汗液与钠一起排出体外，所以应多吃蔬菜和水果。如果体内缺钾，会出现身体倦怠、疲惫、肌肉痉挛、心律不齐等症状。

控制钠的摄入

钠广泛存在于食物中，是人体不可缺少的矿物质。在酱油、腌制食品、烤鱼等食物中，钠的含量较高。如果长期摄入含钠较高的食物，如食盐摄入每天超过6克，就易使血压增高，促进动脉硬化的发生。

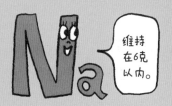

维持在6克以内。

膳食纤维促进胆固醇排出

◉膳食纤维能够帮助清理肠道

膳食纤维是热量为零的碳水化合物

菌类和海藻中含有大量的膳食纤维。膳食纤维也是碳水化合物的一种，却不是人体的主要能量来源。由于膳食纤维无法被体内的消化酶分解，因此不易被消化，故膳食纤维能够刺激肠道产生蠕动，有缓解便秘的功效。

除上述功能外，膳食纤维还有助于降低血液中的胆固醇和血糖，使肠道内的有害物质排出体外。进入人体的膳食纤维能阻止肠道对甘油三酯、胆固醇和碳水化合物的吸收，并且带着一部分胆汁酸一同排出体外。此时人体会补充合成新的胆汁酸，故需要消耗血液中的胆固醇，这样一来血液中的胆固醇就减少了。

水果含大量水溶性膳食纤维

膳食纤维可以分成易溶于水的水溶性膳食纤维和不易溶于水的非水溶性膳食纤维两种。

其中能够降低胆固醇和抑制其增高的是水果和海藻中富含的水溶性膳食纤维。

菌类、谷类、薯类、蔬菜中含有的非水溶性膳食纤维具有促进肠道蠕动，增加粪便的体积，使排便通畅的作用。此时胆固醇会和致癌物质及其他有害物质一同排出体外，不但可以预防大肠癌，也可以降低胆固醇。

总之，无论水溶性膳食纤维还是非水溶性膳食纤维，均有降低胆固醇的作用。

充分摄取膳食纤维

与上述情况相反，如果膳食纤维摄入不足，就容易引起便秘，有害物质也难以顺利排出体外。这样一来，肠道内的环境就会恶化，胆固醇无法排出体外，还会增加患肠道癌的危险。因此，充分摄入膳食纤维有利于身体健康。

那么，每天吃多少膳食纤维好呢？建议成人膳食纤维的摄入量为每天20～30克，相当于每天吃350克蔬菜，200克水果，100克薯类。如果再搭配一些豆类和菌类，效果会更好。此外，某些小吃和饮料中也含有膳食纤维，由于这类食物大多数热量很高，所以还是少吃为妙。再有，与其吃加工食品，不如吃可以同时补充维生素和矿物质的水果和海藻。总之，补充膳食纤维还是从天然食物中摄取为好。

相关阅读页➡P4

富含膳食纤维的食物

食物	热量（千卡）	膳食纤维（克）	胆固醇（毫克）
豌豆（90克）	99	7	0
红薯（130克，3小块）	77	4	0
菠萝（150克）	32	4	0
草莓（250克，15颗）	85	10	0
麦片（40克）	152	0.1	0
法式面包（60克）	167	0.7	0

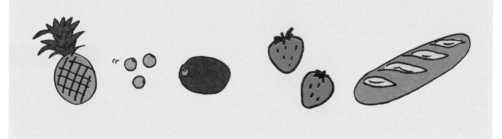

水是维持生命必不可少的物质

◉ 每天理想的补水量约为1500毫升

水是维持生命必不可少的物质

人体的60%～70%都是水，水具有运输体内营养、将代谢产物排出体外、调节体温等功能，是维持生命必不可少的物质。如果人体内的水分丢失一成，人的生命就有危险；如果丢失两成，就会致死。

一般来说，人体内的水分通过尿液、汗液和皮肤蒸发等方式流失。如果体内水分不足，血液的浓度就会增加，容易形成血栓，增加发生心肌梗死、脑梗死的危险。

尤其在夏天，人出汗较多，尿量偏少，而且在睡眠或者不知不觉中也会"无感蒸发"一部分水，这时血液浓度就会增加，容易出现脱水。

在感到口渴之前就要补水

成人每天理想的饮水量约1500毫升。当感到喉咙发干、口渴的时候，说明体内的水分已经流失了一成，所以即便是身体健康的人，及时补水也是非常必要的。

血脂异常或者患有动脉硬化的人，其形成血栓的危险比常人更高，所以水分的补充愈发重要。在日常生活中，心肌梗死或脑梗死的发作多在晚间，因此，入浴前后、就寝前、睡醒后应该养成喝水的习惯。如果觉得就寝前摄取水分过多会增加晚上起夜的次数，可以稍微喝两口作为补充。

相关阅读页➡P10

运动饮料真的好吗

人在运动中或者劳动后感到口渴时，很多人会选择喝运动饮料。实际上，运动饮料中含有较多的糖分，故不推荐饮用。此外，解暑饮料或罐装咖啡里也同样含有大量砂糖。所以在补充水分的时候，最好选择水或者茶。如果特别想喝运动饮料，不妨加上等量的水以稀释糖分浓度。

通过三餐或水果摄取水分

三餐中的汤或者菜不但能补充水分，还能增加饱腹感。所以可以在三餐中适当增加些汤菜、煮菜或粥类的食物。

此外，水果中含有大量的水分、维生素和膳食纤维，尤其是夏天，可以多吃西瓜、哈密瓜、桃等水分充足的水果。

自测尿量多少

喝水关乎健康，排尿同样非常重要。

尿是衡量身体健康与否的一项标准，健康人24小时尿量为1500毫升左右。如果尿量偏少，体内代谢产物的排泄就不能顺利进行。

在平时的体检中尿检是常规项目。如果想知道自己一天的尿量是多少，在此给大家推荐一种用牛奶盒（1升）储尿的方法。在休息日，起床后每次排尿都尿在一个空牛奶盒里。到了第二天的同一时间，可以检查24小时的排尿总量，不过如果到了半天左右牛奶盒就已经装满了，基本可以判断尿量正常。

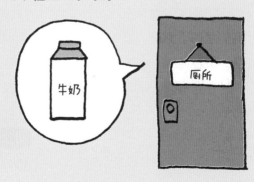

饮酒过量易导致高脂血症

◉ 适量饮酒有益于健康

饮酒只有适量才有益于健康

适量饮酒能够舒筋活血，缓解压力，让人心情愉快，达到转换心情、放松身心的效果。不仅如此，只要饮酒适量，还能增加体内高密度脂蛋白胆固醇（好胆固醇）的含量。

但是，如果饮酒过量，就会促进肝脏中甘油三酯的合成，导致血液中的甘油三酯升高。血液中的甘油三酯持续增加，最终会导致高胆固醇血症，还可能引起高血压、糖尿病、痛风等疾病。

当然，酒喝多了对肝脏也不好。虽然有句话说"酒是百药之长"，不过这也是以适量为前提的。

酒精的产热量很高

1克酒精大约能产生7千卡热量，比1克碳水化合物和1克蛋白质的产热量都高。举例来说，一大瓶啤酒大约是250千卡热量，这就相当于一碗半米饭的热量了。而且不仅仅是酒，还有喝酒时的下酒菜，也会增加热量摄入。

下酒菜里有很多高胆固醇食物，比如动物肝脏、蛋黄、蟹黄、猪脑等。而且这些食物中有不少同时还含有高嘌呤、高盐分。

由于喝酒大多数是在晚上，这段时间消耗的热量比较低，同时摄入高热量的酒和高热量的下酒菜，很容易超出一天的热量摄入标准。由于酒精还有增进食欲的效果，很容易使人吃多。

如果喜欢喝酒，就要做到适量，唯有如此，才能在享受饮酒乐趣的同时，也能获得健康。

相关阅读页➡P6、P14、P16、P22、P32

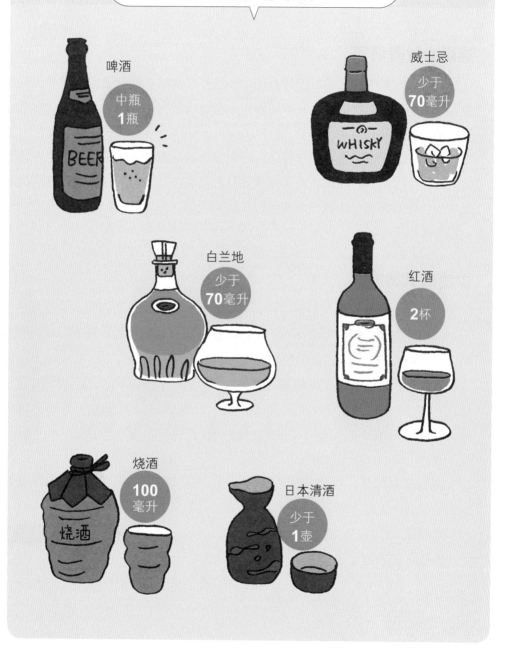

将酒精的摄入量控制在每天25克以下

（25克酒精的参考量）

啤酒
中瓶
1瓶

威士忌
少于
70毫升

WHISKY

BEER

白兰地
少于
70毫升

红酒
2杯

烧酒
100
毫升

烧酒

日本清酒
少于
1壶

少油的烹饪方法

◉掌握选材和烹饪窍门，减少脂肪的摄入

选择食材有讲究

即便是高胆固醇食物，选择好部位和烹饪的方式，照样可以减少胆固醇的摄入。比如鸡蛋，不吃蛋黄，只吃胆固醇和脂肪含量很少的蛋白，这样既降低了胆固醇的摄入，又获得了蛋白质。

肉类中的肥肉，含有大量使体内胆固醇升高的饱和脂肪酸。所以吃牛肉和猪肉的时候，尽量选择瘦肉。由于瘦肉加热之后容易变硬，可以在加热前用生姜汁腌一下，这样肉就会变软。吃鸡肉时，去掉鸡皮，尽量食用脂肪含量较少的胸脯肉或者鸡柳肉。

少油的烹调方法

不管炒菜还是炸东西，都应该少放一些油。尤其是炸东西时，尽量减少油的用量。因为食物不但会吸收高热量的油，而且裹在食物外层的糊常常以鸡蛋为原料，这样一来胆固醇含量就会很高。

在炸东西的时候，尽可能裹薄一些的糊或者最好不裹糊，这样吸油的量也会相应减少。此外，炸的时候尽量少放油，或者在食物表面涂一层油然后烤着吃，这样也能减少油的摄入。还有，为了缩短炸东西的时间，建议提前将锅预热一下。

值得注意的是，炸好的食物放置一段时间，油就会被氧化，所以最好炸好就吃。

相关阅读页➡P40、P44

减少脂肪摄入的烹饪技巧

把肥肉剔掉

做菜前先用刀把肥肉剃掉。

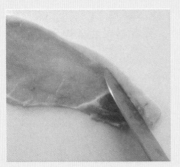

如果肥肉很多，可以用刀剔掉。

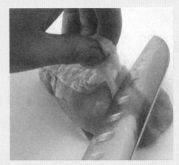

去鸡皮时，先用刀把皮和肉划开一点，再一手扯着鸡皮，很容易就能把皮去掉。

焯或蒸

肉在煎炸之前先用水焯一下，把脂肪和油焯掉，也可以蒸一下。鸡肉焯过口感会变差，营养也会流失，蒸一蒸既美味，同时又保留了营养。对于无法用刀把脂肪剃掉的雪花肉，也可以焯一下把脂肪去掉一些。

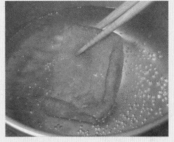

生肉炸之前，可以在开水里快速涮一下，或者在表面浇一下热水把油去掉。

用金属网烤肉

烤肉店里一般用金属网烤肉，这是去掉肉中多余油脂的好方法。

擦掉冒出来的油

用锅煎肉煎到出油时，可以用纸将油轻轻吸掉，这样也可以减少油的摄入。

巧用烹饪工具去油脂

◉ 即能少用油，又能保留食物的鲜味

巧用厨房工具

充分利用各种厨房用具，可以做到少用油，或者尽可能去掉多余的油脂。
可以充分利用以下物品。

● 用合成树脂加工而成的平底锅

这种锅几乎不放油，食物也不会粘在锅上。

● 烤架

在烤鱼架的网上烤肉或鱼，不但能去掉多余的脂肪，还可以掌握好烤的火候。也可以用烤箱或烤面包机代替。

● 蒸锅

利用水蒸气的作用，在保留口味和营养的前提下，不用油就可以加工出美味食品。

利用各种纸控油

● 烹饪纸、厨房纸

如果炒菜的时候食材流出了多余的油脂，可以用厨房纸轻轻吸掉。

在做肉饼、煎饺、甜点等食品时，如果在平底不粘锅上铺一层烹饪纸再煎，不用油也能煎得既好吃又好看。

用微波炉加热放凉后的油炸食物时，可以用烹饪纸或厨房纸将其包起来加热，这样纸就会吸掉其中的一些油脂。

● 锡纸

用锡纸把食材包起来放在锅里焙烤，既能不用油，又能保持食物鲜嫩。也可以用烹饪纸代替锡纸。

相关阅读页➡P44、P64

还可以这样减少用油

高温水蒸气烤箱

这是通过高温水蒸气实现"用水烤东西"的烤箱。不但无油、去脂，还有减盐、保留维生素和热量的功效。

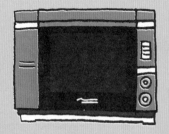

油喷雾器

在不锈钢罐里装入食用油，使用的时候按下喷嘴就会在食物上薄薄地涂上一层油，这样可以防止用油过多。还可以在食物上喷上油再用烤箱烤，来代替用油炸食物。

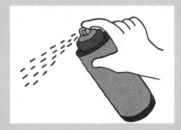

不妨试着换换厨房用具

比方说用烤箱来做肉饼，而不用平底锅。猪排的做法一般是将猪肉在面粉和鸡蛋糊里滚一下，然后蘸上面包粉再炸。如果不用一般的面包粉而用特制的面包粉（在面包粉里混入橄榄油，然后炒干或者用微波炉加热一两分钟），就可以不用油炸而用烤箱也能做出美味猪排。

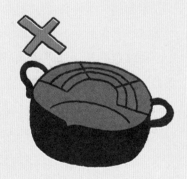

挑选食用油的技巧

◉ 严格挑选食用油，减少胆固醇的摄入

动物油不如植物油

炒菜或者炸东西时最好选择植物油。植物油中的不饱和脂肪酸有预防动脉硬化的功效，而黄油或者猪油等动物油会使体内胆固醇增加。虽然动物油吃起来比较香，但还是尽量控制为好。

橄榄油含单不饱和脂肪酸较多

橄榄油、花生油、菜籽油中含有大量单不饱和脂肪酸。尤其是橄榄油，在降低体内低密度脂蛋白胆固醇的同时，对甘油三酯和高密度脂蛋白胆固醇的影响很小，所以值得特别推荐。而且不容易氧化，有适于保存的优点。

鱼类含多不饱和脂肪酸较多

多不饱和脂肪酸有n-6系列和n-3系列。n-6系列如亚油酸，n-3系列如α-亚麻酸、二十碳五烯酸和二十二碳六烯酸。

胆固醇偏高的人，推荐食用含多不饱和脂肪酸的食物。它们不但可以稀释血液，还可以降低血液中的极低密度脂蛋白。

紫苏油、菜籽油、大豆油中含有n-3系列α-亚麻酸。二十碳五烯酸和二十二碳六烯酸在青鱼和一些深海鱼中含量比较丰富。

需注意的是，如果摄入过量的n-6系列的亚油酸，使体内失去平衡时，就不利于健康。n-6系列不饱和脂肪酸虽说会降低低密度脂蛋白胆固醇（坏胆固醇），但也会使高密度脂蛋白胆固醇（好胆固醇）降低，过量食用容易导致动脉硬化，或者使过敏性疾病加重。因此，食用油中不饱和脂肪酸保持适度比例很重要。

相关阅读页➡P6、P44

（食用油及所含脂肪酸的种类）

通过对其所含脂肪酸种类的了解，可以更得心应手地选择食用油。

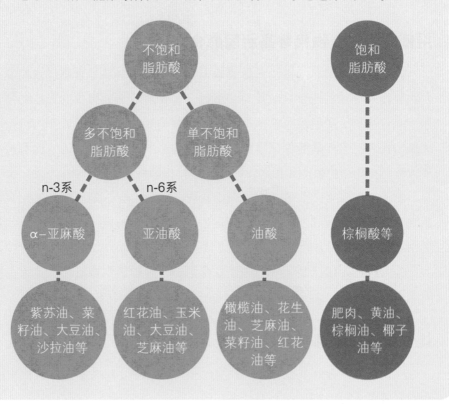

不饱和脂肪酸

饱和脂肪酸

多不饱和脂肪酸

单不饱和脂肪酸

n-3系　　n-6系

α-亚麻酸

亚油酸

油酸

棕榈酸等

紫苏油、菜籽油、大豆油、沙拉油等

红花油、玉米油、大豆油、芝麻油等

橄榄油、花生油、芝麻油、菜籽油、红花油等

肥肉、黄油、棕榈油、椰子油等

防止食用油的氧化

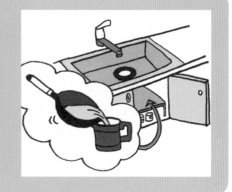

油接触到空气、受到日光照射、周围温度较高等就会发生氧化，尽可能将油保存在接触空气较少、干燥阴暗处。

另外，炸东西的油使用后，就会迅速氧化，所以最好不要重复使用。

控制胆固醇的饮食妙招

◉无需减少食量也能减少胆固醇的摄入

用低胆固醇食物代替高胆固醇食物

为了减少胆固醇的摄入，就要对肉、鸡蛋、乳制品等食物加以控制，但这样或许会让人感到可选食物的种类和量减少了。实际上，可供选择的食物很多，比如黄绿色蔬菜、浅色蔬菜、菌类、海藻、薯类和豆类等，可以作为肉、鸡蛋和乳制品的补充，这样既能保证食量不变，又控制了胆固醇的摄入。而且这些食物中还含有能在肠道中吸附胆固醇，然后将其排出体外的膳食纤维。

由于上述蔬菜、菌藻类食物中蛋白质的含量较少，如果减少肉、鸡蛋、乳制品，有时可能会造成蛋白质摄入不足。要想避免这一点，可以用鱼类代替肉、鸡蛋和乳制品。鱼类含有能够降低体内胆固醇的二十碳五烯酸和二十二碳六烯酸。

如上所述，用低胆固醇食物代替高胆固醇食物，再多吃些富含蛋白质又能降低胆固醇的鱼类，就可以既保证营养均衡又充分享受美食了。

让食物看起来够分量的诀窍

在食量方面，外观也很重要，因为有时食物的外观也能给人以饱腹感。若想达到此效果，可以在烹饪上下功夫。

想让食物看起来比较多，量充足，可以将食材切得大一些。也就是说，切蔬菜的时候要斜着切或者随机切，只要形状比较大或者块比较厚，就会突出食物的存在感，让分量看起来比较足。

不过有些食物切得块太大不易熟，且难以下咽。这时可以加一道工序，先把它们煮软，这样就容易食用了。

此外，食物在装盘时尽量摆放蓬松些，也会显得量较足。

相关阅读页➡P58、P68

让食物看起来量足的刀工

斜切

斜着下刀，像削一样切，这样会让食材的表面积变大，突出分量感。

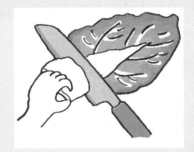

随机切

让一端保持斜面，一边转动食材一边下刀，要点是切的块大。

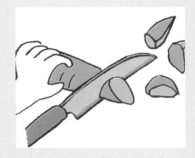

切圆片

将食物切成圆形，如萝卜等食物，可以切厚一些，这样更能突出食物的存在感。

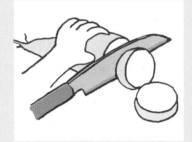

沿线切

沿着蔬菜的纤维切能让食物变得蓬松，使食物显得更多。

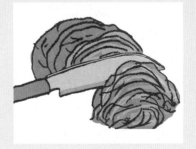

丰富食物的口感

◉利用食物的不同口感来增加进食的乐趣

咀嚼能增加进食的满足感

加入大量鸡蛋和黄油的西点、令人垂涎欲滴的牛排，对于经常食用这些食物的人来说，低胆固醇的饮食方式可能会让他们觉得得不到享受食物的满足感，甚至会带来一定的压力。

要想获得进食的满足感，可以通过咀嚼达到。比如面条或者肉饼之类比较软的食物，不用费劲咀嚼就能咽下去，因此很容易出现进食过快、过多的现象。如果细嚼慢咽，不但会刺激大脑的饱腹中枢，防止吃得太多，还可以在慢慢用餐的过程中享受咀嚼的乐趣。

如何做出有嚼劲的饭菜

虽然口感说起来只是一个词，但实际吃起来的感觉和发出的声音是各种各样的。有的咬起来脆脆的，有的感觉软绵绵的，有的滑溜溜的……如果在一餐中能够体验到多种口感，只凭咀嚼也能增加进食的满足感。

为了体验各种口感的乐趣，就要在饭菜的嚼劲上下功夫。

要想做到这一点，首先要选择有嚼劲的食材，比如竹笋、芹菜、圆白菜、白菜、茼蒿、海菜、魔芋等。

此外，为了防止食物太软，加工时的刀法也有一定的讲究，要使食物留有适度的嚼劲。比如蔬菜，如果切时在与蔬菜纤维垂直的方向下刀，把纤维都切断了，就容易变软。如果沿着蔬菜纤维的方向切，就保留了蔬菜的嚼劲。

还有一点，就是不要过度加热。在焯或者煮的时候，可以在蔬菜还有些偏硬的阶段把火关掉，利用余热对食物进行加热。

同样的食材，刀法和用火方式不同，口感也有所不同。比如山药，生吃的时候口感是脆生生的，如果磨碎就会感觉又黏又滑，蒸熟了又是面面的。此外，调节好食材的加热时间，也能享受不同的口感。

通过改变食材的口感或者将不同的口感组合起来，也能使口感变得丰富。不要只拘泥于讲究口味，对口感的变化也应多做一些尝试，享受不同食物带来的美味和满足感。

相关阅读页➡P35

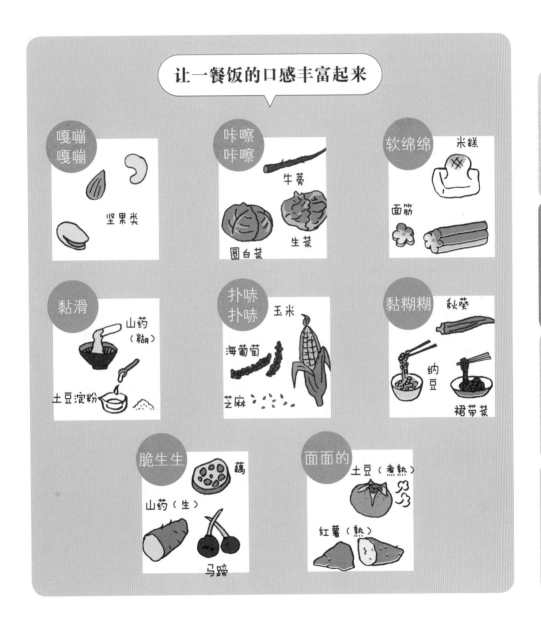

让一餐饭的口感丰富起来

嘎嘣嘎嘣　坚果类

咔嚓咔嚓　牛蒡　圆白菜　生菜

软绵绵　米糕　面筋

黏滑　山药（糊）　土豆淀粉

扑哧扑哧　玉米　海葡萄　芝麻

黏糊糊　秋葵　纳豆　裙带菜

脆生生　藕　山药（生）　马蹄

面面的　土豆（煮熟）　红薯（熟）

增加食物鲜味的窍门

◉ 鲜味可使人获得进食满足感

通过鲜味来增加食欲

喜欢吃口味重的爆炒菜，喜欢吃沙拉类的生鲜食物，对于这些人而言，由于习惯了口味较浓的食物，觉得油多味重的食物才好吃，所以对于低胆固醇的饮食方式不容易接受。

怎样才能做到少用油和盐等调味料也能让饭菜好吃呢？要想做到这一点，巧用鲜味就是一个好方法。

烹饪美食的一个技巧，就是擅用鲜味做出食物特有的味道来。用好鲜味，即便控制了盐、糖等调料的用量，也能让人吃起来很香。

食物混搭味更鲜

鲜味的主要成分是氨基酸和核苷酸，它们常存在于某些富含蛋白质的食物中。

海带中所含的谷氨酸，鲣鱼干或者小沙丁鱼干中的肌苷酸，干香菇中的鸟苷酸，贝类中的琥珀酸等，都是鲜味的主要来源。这些食物不仅单独食用味道鲜美，将其混合起来，比如把海带和鲣鱼干一起食用，二者的鲜味更加浓郁，会更好吃。

由于鲣鱼干和香菇中含有大量嘌呤，嘌呤增多尿酸就会增加，易引起痛风。所以用鲣鱼干做汤时不要放太多。

巧用富含鲜味的食材

在食材方面，不妨多用一些富含鲜味成分的食物。蔬菜、肉类、鱼类和豆腐等，都有食材本身的鲜味。

将食物煮透，蔬菜的甜味或者肉和鱼的鲜味就会散发出来。将食材切碎，或者焯一下可以使食材更容易入味，同时鲜味也会渗入食物之中。

还有，煮过汤的鲣鱼干、香菇和海带不要扔掉，把它们切碎再配上蘸料或者拌料，既不浪费食物，又能享用到很好的美味。

有鲜味的食物，仔细咀嚼，不但会觉得越嚼越香，还会充分分泌唾液，人也更容易感觉到饱。既能享受到美味，又能防止进食过多。

相关阅读页➡P57

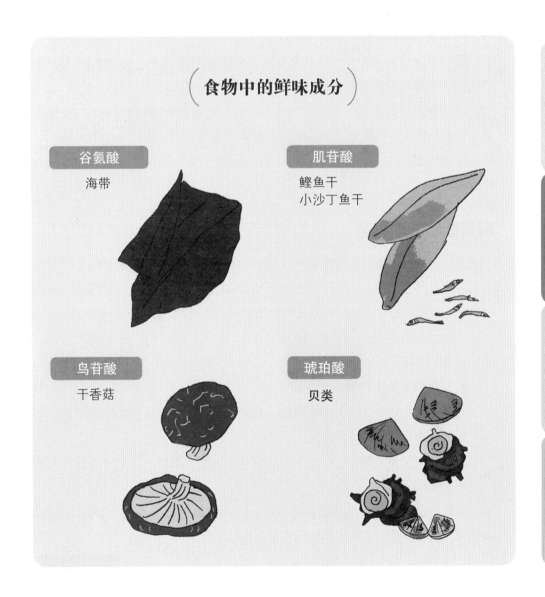

食物中的鲜味成分

谷氨酸
海带

肌苷酸
鲣鱼干
小沙丁鱼干

鸟苷酸
干香菇

琥珀酸
贝类

巧用食物的酸味

◉ 防止盐分过多的好帮手

通过酸味来增进食欲

为了防止因减少油脂而导致用餐满足感降低，可以通过增加其他味道来弥补。如果加盐或者加糖，容易使盐或糖的摄入过量，因此向大家推荐酸味。

酸味有促进消化的作用。比如吃米饭的时候配上梅干，吃烤鱼的时候滴少许柠檬汁，都是巧用酸味的方法。

尤其在炎热的夏季，更应该充分利用酸味。在没有食欲的时候，吃些醋拌凉菜、凉粉、冷面等含醋较多的食物，也能增进食欲。

需要注意的是，平时食用太多的醋，会因酸摄入过多而导致胃部不适，所以要适量摄取。

利用酸味减少盐分

通过加入醋或者柠檬汁的酸味，可以达到控制用盐量的效果。

喜欢吃腌渍食物和咸辣口味的人，患高血压者相对较多。对于胆固醇高的人而言，盐分摄入过量更会增加高血压和动脉硬化的风险，所以不要摄入过量的盐。

但是也有不少人，一减少食物中的盐量，就会觉得"没味道""没有食欲"，这个时候，酸味就派上用场了。

● 在腌渍食物上浇醋或者柠檬汁

酸味能让食物的口味变得更清爽，与咸味融合在一起还会变得更好吃。

● 用在煎炸食物或者炒菜里

在炸鸡块上滴一些柠檬汁，炒菜的时候放点醋，都能让食物变得更有味道。

● 浇在蔬菜沙拉里

在酸奶里稍微加一点点盐和胡椒粉，可以当拌料用。在沙拉里倒一些柠檬汁或者醋，然后稍微加一点盐，吃起来会很爽口。

相关阅读页➡P50

含有酸味的食物

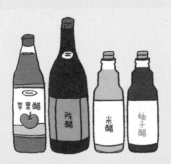

醋

用醋腌泡食物或者做成少油的凉拌料，能让人多吃蔬菜。醋有米醋、苹果醋、葡萄酒醋、香醋等很多种。

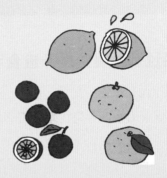

柑橘类

柠檬、柚子、青柠等柑橘类水果在很多食物中都会用到，是万能的酸味。它们特有的酸味可搭配各种各样的食物，使其更香。

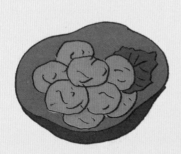

梅干

可以把梅干弄碎放到各种食物中。制作简单的调味腌渍梅干，比盐渍梅干含盐低。

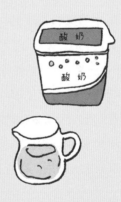

酸奶

酸奶不仅可以做甜品，也很适合做料理。可以用酸奶代替沙拉酱。

增加食物香味的窍门

◉ 香味刺激大脑，增进食欲

通过刺激嗅觉提升进食满足感

人有味觉、视觉、听觉、触觉、嗅觉五种知觉，其中嗅觉是饮食生活中的一项重要因素。要想在减少用油的餐饮中获得满足感，可以通过嗅觉来帮忙。

能够刺激嗅觉，引起食欲的首先是香气。人嗅到香味就会刺激大脑，唤醒对美味的回忆并刺激食欲，同时还能提升用餐的满足感。通过香气的刺激，即使食物的味道尝起来不是很浓重，也能增加人对食物的满足感。

不同的食物有不同的香气，发现自己喜欢的香味未尝不是一件乐事。

关注香料中的香味成分

香味成分有很多种。

柠檬中含有柠檬精油，柚子里含有柚子精油，葡萄柚中含有葡萄柚香等。另外，水果的皮和果汁中都有香味成分。

香料中的香味成分也很丰富，如生姜中含有的姜烯酚，紫苏中含有的紫苏醛，吃生鱼片时用的芥末中所含的异硫氰酸酯，大蒜中含有的烯丙基硫醚等，都是很好的香料成分。

香味成分不仅能够作为食物的香料，还能够促进血液循环。需注意的是，不能被食物的香味诱惑而摄入过量食物。

植物中的植物化学素最近成了热门话题，实际上香味成分也属于其中。植物化学素有抗氧化的作用，在带有清淡味道的同时，长期摄入对预防各种慢性病也很有益。

掌握好香料的投放时机

把香料加入食物中的秘诀，就是掌握好加入的时机。

香味很容易挥发。食物放得时间越长，香味就会越来越少。因此，香料最好在吃前放入。这样，用餐时就能享用到香气四溢的美味了。

相关阅读页 ➡ P54

增加香味的烹饪法

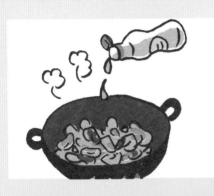

最后放入一点香油

炒菜时，出锅前放入一点香油，香气就会立刻散发出来。

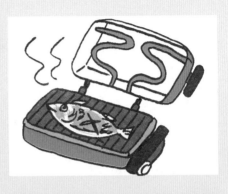

品味烧烤食物散发的香味

将食物烤得稍微带点焦黄程度，其散发出来的香味会勾起人的食欲。

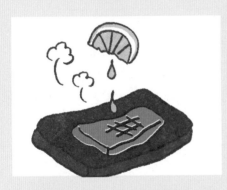

加入柑橘类的果汁

不论拌菜还是烧菜，在吃之前加入适量柑橘类水果的果汁，会使食物变得很爽口。

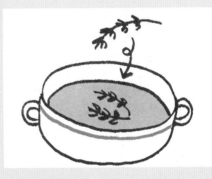

多用带有香气的蔬菜

巧用香草、调料、香料等，不但能增加香味，还有助于消化。

谨防调料中的胆固醇

◉ 调料包常含高胆固醇或高热量

沙拉酱和咖喱块中含有胆固醇

不仅食材中含有胆固醇，一些成品调料中也含有胆固醇。比如用鸡蛋做成的蛋黄酱，就是一种高胆固醇调料。市面上销售的蛋黄酱分为蛋黄型和全蛋型两种，建议选择胆固醇相对较低的全蛋型。还有，用猪油凝练成的咖喱块，也含有胆固醇。

除此之外，几乎所有的成品调味料都含有大量的油，特别是方便食品所配的调料包。使用动物油脂制成的调料包中含有较高的饱和脂肪酸和胆固醇，如果使用的是橄榄油等植物油，其胆固醇含量则相对较低，但所含热量并不低，因此要防止热量的过量摄入。

尽量使用不含胆固醇的调料

尽量少用市面上销售的调味料包，可以自己动手做。自己制作时，需要注意油的种类。橄榄油中含有丰富的油酸，红花油中含有丰富的亚油酸，这些不饱和脂肪酸有抑制血液中胆固醇的功效，可以适量选用。

虽然植物油中胆固醇含量较低，但由于油的热量很高，所以也不要食入过多。可以多加香料，减少油的使用。

在日常饮食中，尽量使用不含胆固醇，或者胆固醇含量很少的调料。尽量不用调料包。

相关阅读页➡P44、P68

含有胆固醇的调料
（每100克食物）

蛋黄酱	60毫克	咖喱粉	8毫克
千岛沙拉酱	56毫克	豆瓣酱	3毫克
颗粒风味调料（粉）	23毫克	蚝油	2毫克
咖喱块	20毫克	大蒜粉	2毫克
酱料块	20毫克	法式沙拉料	1毫克

胆固醇含量几乎为零的调料

白糖、盐、酱油、醋、料酒、辣酱油、番茄酱、辣椒酱、辣椒、芥末、胡椒粉、玉米粉、干酵母、无油沙拉料等。

使用调料的小窍门

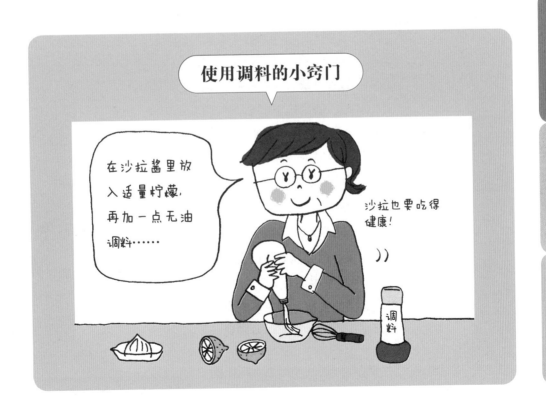

每餐先吃蔬菜

◉减少胆固醇摄入要先堵住胃的出口

食量大的人胃的出口松

有些人吃饭必须吃到撑才算吃饱，这无形中就把胃"撑大"了。

在做胃部检查喝钡剂的时候，一般人若是注射了使胃肠蠕动减慢的药物，钡剂就会停留在胃中，而胃被撑大的人喝下去的钡剂有一大半很快就会流到十二指肠。这是由于胃出口处的幽门括约肌松弛所致。幽门括约肌松弛的人如果在用餐一开始就喝啤酒或者吃比较软的奶酪、大鱼大肉等富含脂肪的食物，这些食物很快就会进入十二指肠，几乎不会停留在胃中。

对于幽门括约肌松弛的人而言，最好的进食方法就是先从蔬菜开始吃。

"堵住"胃的出口

针对上述问题，可以在一开始就用蔬菜把胃的出口填上，以此减少饮食量。就像树叶会堵住排水沟的入口或者管道一样，蔬菜含有丰富的膳食纤维，吃下大量的蔬菜就会把幽门堵上，随后吃下的东西就留在了胃里。这样一来胃很快就会被装满，这顿饭总体的食量也会比平时减少。

由于蔬菜中所含胆固醇很少，如果先吃下大量的蔬菜，占据了胃的一部分空间，就能减少鸡蛋和肉类等高胆固醇食物的摄入。另外，蔬菜、菌类和海藻中富含膳食纤维，有助于降低体内的低密度脂蛋白胆固醇。如果先把这些食物吃下去，之后再吃肉和鱼类，可以很好地减少胆固醇的摄入。

如果可以的话，蔬菜、菌类和海藻的食用量最好在肉类和鱼类的两倍以上。有些人觉得吃下这么多蔬菜很困难，实际上蔬菜加热后体积就会减少，所以基本能做到。像圆白菜之类的食物，焯一下或者炒一下再吃更好。

综上所述，只要在食物的吃法上稍做调整，注重技巧，就能很好地控制胆固醇的摄入。

相关阅读页→P6、P35、P58

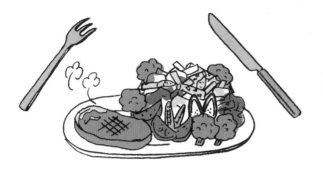

如果吃50克肉就要吃100克以上的蔬菜，吃100克的肉就要吃200克以上的蔬菜。

把拼盘中的蔬菜全部吃掉，尽量少吃肥肉或者油炸食物的外皮。

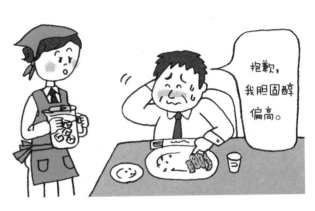

抱歉，我胆固醇偏高。

先吃魔芋、圆白菜等富含膳食纤维的食物。

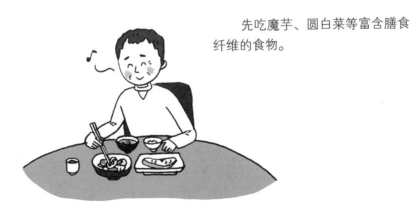

细嚼慢咽有助于控制饮食量

◎增加咀嚼次数，多吃有嚼劲的食物

吃得太快、太多是导致肥胖的原因

随着米饭、面条等柔软食物的增加，现代人的饮食习惯也发生了变化，人们的吃饭速度也越来越快。

实际上，细嚼慢咽非常重要。不充分咀嚼是吃得快、吃得多的根源，会给身体带来负担，也是导致肥胖的原因。通过细嚼慢咽，会刺激大脑，发出吃饱的信号，能够避免吃快、吃多。

吃饭时，有意识地每吃一口都尽量咀嚼多次。这种带着咀嚼意识来吃，不但能控制摄入量，还能充分享受美食带来的乐趣。

此外，在咀嚼的时候，养成把筷子放在餐桌上的习惯，这也是控制饮食的好办法。而且一旦放下了筷子，就会无意中增加咀嚼的次数。

还可以把每一口的量减少，这样就增加了整顿饭的咀嚼次数。

多吃有嚼劲的食物

不妨有意识地吃需要细细咀嚼才能消化的食物，换句话说就是吃有嚼劲的食物。

一般来说，食物中所含的膳食纤维越丰富，就越有嚼劲。因此，尽量选择富含纤维、有韧劲或者比较硬的食物。进食这类食物时，通过细嚼慢咽，不但能控制饮食，产生饱腹感，而且有利于消化。

比较粗糙、不充分咀嚼很难消化的糙米是不错的选择。如果不爱吃糙米，也可以在米饭中加入五谷杂粮。

相关阅读页→P58、P72

有嚼劲的食物

蔬菜的根、茎、芯

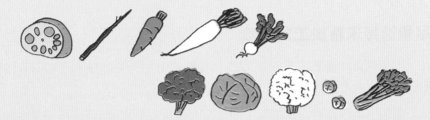

藕、牛蒡、胡萝卜、白萝卜、芜菁等都是食用蔬菜的根部，也很有嚼头。此外，吃西兰花、菜花、油菜、芹菜等蔬菜时，不要扔掉茎或芯，它们不但能增加嚼劲，还保留了茎和芯特有的原汁原味。

较硬的水果

苹果、梨等较硬的水果比较有嚼劲，可以直接食用或作为餐后甜点。

干货

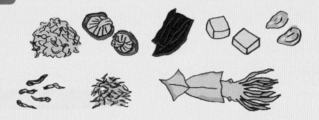

萝卜干、香菇、鱼干等干货，有独特的硬度或者韧劲，味道也格外浓厚。但海产物的干货含盐较多，不宜吃太多。

其他

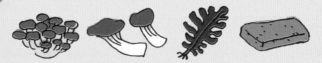

菌类、海藻、魔芋等食物不但有嚼劲，还是低热量食物，是健康饮食的有力食材。

多吃未精加工的食物

◉ 未精加工的食物更有营养

尽量选择未精加工的谷物

近年来，大多数人都存在着膳食纤维摄入不足的问题，这多与食用一些精细加工的食物有关。

大米之类的谷物在未精加工的情况下保留有更多的B族维生素和膳食纤维。比如胚芽米比精白米含有更多的维生素B_1。而B族维生素和膳食纤维均具有降低体内胆固醇的功效。

盐和糖也是一样，没有经过精加工的盐和糖中含有更多的矿物质。

因此，尽量选择未经过精加工的、更天然的食材或原料，以便摄取更多的营养。

小鱼或鱼干可以整条吃

小鱼或者鱼干类食物，整条吃掉能充分摄入钙质。小鱼的骨头中含有丰富的钙，能预防骨质疏松。不仅如此，鱼皮中还含有丰富的维生素D。

但是鱼的内脏中含有大量胆固醇，食用时尽量去掉。用鱼干煮汤时，虽然去掉了鱼头和内脏，但其胆固醇和盐的含量仍较高，故不宜放太多。

相关阅读页➡P39、P54、P56、P58

充分享用蔬果的鲜味

水果和某些蔬菜的皮中含有多种营养素，所以最好带皮吃。

苹果、胡萝卜、西红柿、萝卜等蔬菜和水果都可以带皮吃。土豆、红薯之类的食物只要加热弄熟，也可以带着皮吃。

尤其是刚刚采摘的蔬菜和水果，摘下之后马上吃，能很好地品味到食物本身的酸、甜、苦及鲜味。有些食物不经烹饪加工，纯天然的味道更加鲜美。

特别提醒　某些食物由于喷洒了农药或防腐剂，吃时应彻底清洗。

（精加工与未精加工的谷物对比）
（每100克食物）

维生素B₁ 煮熟的状态

糙米 0.16毫克
胚芽米 0.08毫克
精白米 0.02毫克

膳食纤维 煮熟的状态

糙米 1.4克
胚芽米 0.8克
精白米 0.3克

水溶性膳食纤维

燕麦面包 2.0克
吐司面包 0.4克

非水溶性膳食纤维

燕麦面包 3.6克
吐司面包 1.9克

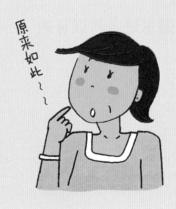

原来如此～～

要学会自我调节饮食

◉ 选择优等食物，学会及时补救

选择食物中的"优等生"

蔬菜、海藻、菌类、魔芋等食物的热量很低，又富含膳食纤维，有去除肠道胆固醇的功能，比较耐嚼，还容易填饱肚子，是食物中的"优等生"。

在餐桌上减少含有大量脂肪的肉类或者调味料，用上述"优等生"食品取而代之，这样一来在食量没有变化的前提下也能使胆固醇降低。此外，将动物脂肪换成植物脂肪也是不错的选择。

把哪些食物在餐桌上应该减少，哪些食物可以增加都装在脑子里。在用餐时考虑好减少什么、增加什么，掌握好营养平衡。久而久之，就会形成良好的饮食习惯。

享受自我约束的益处

对于脂肪和碳水化合物含量较多的食物，食用时必须加以控制。但对这些食物并不是一点不吃，而是不能过量，或者总是连续吃同样的东西或者偏食。只要适量食用并摄入多种不同的食物，就能保持营养的平衡。

对脂肪和碳水化合物类食物的控制不仅体现在平时，在宴席上也要控制住，不要超标进食。慢慢地，就会从中体会到这种饮食约束所带来的益处。

偶尔吃多可以补救

由于工作应酬等原因，也会有吃多了的时候。如果出现这种情况，可以通过下一餐或者第二天的三餐进行调节。如果这一天蛋白质和脂肪吃多了，第二天就相应地减量，只要在三天之内将营养调配均衡就可以。

只有掌握好应该吃什么，该怎样控制，才能规划好自己的日常饮食，做到健康生活。

相关阅读页➡P36、P58

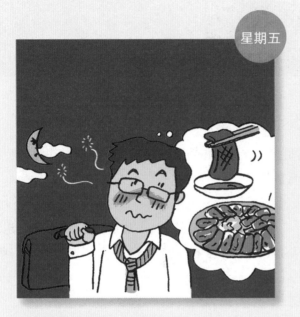

星期五

在与同事的聚会上喝多了，
肉也吃了一大堆。
唉！蔬菜却没有吃多少。

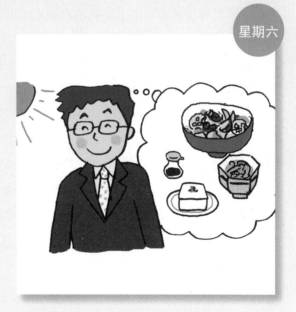

星期六

昨天肉吃多了，蛋白质已经足够。
今天稍微吃点豆腐，然后多吃蔬菜吧！

在外用餐的技巧

◎避免高盐、高油、高热量，做到营养均衡

吃肉不如吃鱼，吃盖饭不如吃套餐

在外用餐常常会出现热量偏高，味道偏重，蔬菜偏少的情况。在此向经常在外用餐的人介绍一些在外用餐的技巧。

炸鸡块类的食物即便摄入很少的量，也容易使胆固醇和热量超标，应尽量少食此类食物，选择烤鱼、生鱼片、豆腐等作为蛋白质的来源。如果在烤串店就餐，建议多选一些鱼类或蔬菜。另外，与盖饭相比，配有蔬菜和汤的套餐营养更均衡一些。

尽量避免高盐、高热量及油炸食品

喜欢吃面的人，尽量避免炒面、意大利面等油分比较多的面，可以选择清汤类的乌冬面和荞麦面，但不要把汤都喝光。面汤中含有一定的盐，全部喝光易使盐的摄入过量。

在外用餐时，如果觉得量太大，可以剩下打包回家。也可以在点餐前询问好食物的量，尽量少点。胆固醇偏高的人在吃油炸食物时，尽量少吃或不吃裹在外面的一层，因为包裹食物的糊里经常用蛋黄，其胆固醇含量较高。

饮酒应适量

饮酒要保有节制，控制在适量范围。喝酒时菜不要点得太多，喝完酒后尽量减少碳水化合物的摄入，否则会对肠胃造成负担，也易引起肥胖或使体内甘油三酯急剧增加。

盒饭要荤素搭配

盒饭大多口味较重，盐分较多，蔬菜的量偏少。营养不均衡。吃盒饭的时候，最好选择没有煎炸食物的套餐，荤素搭配，做到营养均衡。饮料宜选择蔬果汁。

相关阅读页➡P35、P52、P62

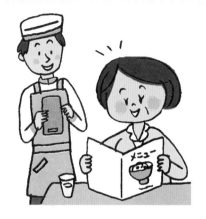

不要鸡肉和鸡
蛋类的盖饭，
请给我含蔬菜
的套餐。

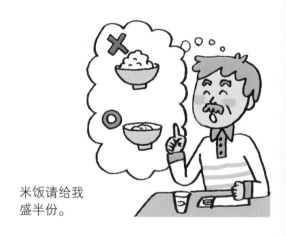

米饭请给我
盛半份。

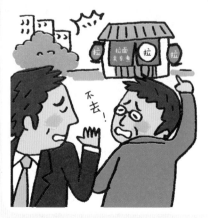

不去不去，
回家吃吧。

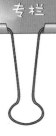
如何减少每餐的热量摄入

要想控制一餐中的热量，应减少米饭或其他主食的摄入。

米饭或其他主食主要以糖原和甘油三酯为原料，通过调节主食的摄入量，每顿少吃一两口，时间久了就会达到效果。

不想减少主食的人，不妨在米饭中加入魔芋类的食物，这样在填饱肚子的同时，热量也得到了控制。

做饭的时候在米中混入一些五谷杂粮、胚芽米或者糙米。这些食物比较有嚼劲，一来可以增加咀嚼的次数，二来在细嚼慢咽的过程中人容易产生饱腹感，从而使进食量得到控制。

还有一个值得推荐的方法，就是换一个比平常小一圈的饭碗盛饭，这样不但使人得到了心理上的满足，而且饭量也会逐渐减少。

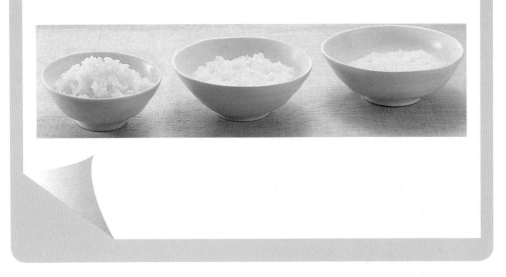

第3章

放心合理
享用美食

本章通过对36种食物的介绍，让您在充分了解这些食物营养价值的同时，还可以尽情享受它们所带来的美味。

此章菜单上的标识

103千卡 ⋯⋯⋯⋯ 热量
0毫克 ⋯⋯⋯⋯⋯ 胆固醇含量

藕

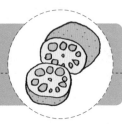

◉富含维生素C，可使皮肤变得更有光泽

藕是莲的地下茎，由于其切开后内部结构像蜜蜂的巢，所以也有"蜂巢"的叫法。

藕的主要成分是淀粉，但也含有丰富的维生素C。100克藕中含有48毫克维生素C，这基本达到了每日应摄取的维生素C总量的一半（成人每日应摄取维生素C100毫克）。维生素C不但能够降低体内低密度脂蛋白胆固醇（坏胆固醇），还有抗氧化，提高人体免疫力，预防感冒的功效。此外，长吃藕可以使肌肤保持光泽，亦有帮助铁吸收的作用。

藕中含有丰富的膳食纤维，能够促进肠道蠕动，使排便更加通畅。同时能够促进胆固醇的排泄。

藕切开后切口处容易变黑，这是其所含的多酚物质丹宁所致。丹宁也有抗氧化的作用，能够防止胆固醇被活性酶氧化，使血液流动变得更加通畅。

相关阅读页➡P6、P8、P54、P58

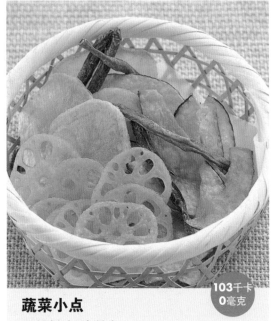

103千卡
0毫克

蔬菜小点

◎ 材料（2人份）

藕 ·······················40克（2厘米长）
土豆 ·······················50克（1/2个）
南瓜 ·······························60克
四季豆 ·······················30克（6根）
菜籽油（或橄榄油）·······················适量

◎ 做法

①将藕、土豆、南瓜切成薄片；四季豆去掉两头，晾干。
②用菜籽油将①中的食材炸熟。
③熟后把油滤净，装盘。

◎ 要点

上述食材经油炸后会感觉口感干脆。因此，炸食物的油要选择品质好一些的。

蔬菜沙拉

◎ 材料（2人份）

藕 ·················40克（2厘米长）

西葫芦 ···········40克（3厘米长）

芦笋 ··············40克（2根）

南瓜 ···············80克

芜菁 ··············75克（1/2棵）

白味噌、醋 ···········各2小勺

砂糖 ···············半小勺

◎ 做法

①将藕和西葫芦切成圆片，芦笋切成小段，分别用微波炉加热0.5～1分钟。

②将南瓜切成易入口大小的块，芜菁切成蒜瓣状，分别用微波炉加热1.5～2分钟。

③将上述加热后的食材共同装盘，配上调好的白味噌、醋和砂糖。

◎ 要点

由于蔬菜加热后体积会缩小，所以容易比生时吃得多，应适当控制。这道菜中的蔬菜也可以用其他蔬菜代替。

85千卡
0毫克

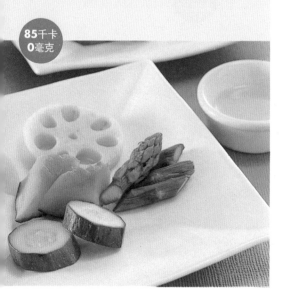

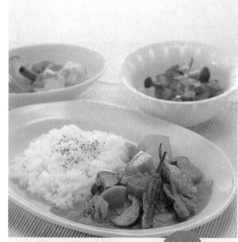

根类蔬菜咖喱

447千卡
3毫克

◎ 材料（2人份）

米饭 ···························300克

藕 ···········50克（约3厘米长）

胡萝卜 ········50克（约4厘米长）

洋葱 ···········50克（1/4个）

牛蒡 ··········20克（约2厘米长）

土豆 ··········100克（1个）

豌豆 ···············10克

橄榄油 ·············1小勺

胡萝卜末、生姜末 ··········各1小勺

水 ·············600毫升

咖喱块 ···············30克

辣酱油、酸辣酱 ············各1大勺

◎ 做法

①将藕、胡萝卜、洋葱、牛蒡、土豆切成易入口的大小。

②在锅内倒入橄榄油烧热，放入蒜、生姜和洋葱，用小火炒出香味后，再放入藕、胡萝卜、牛蒡一起炒。

③放入水和土豆，用小火慢慢煮熟。

④加入咖喱块、辣酱油、酸辣酱调味，用小火煮到黏稠适度为止。

⑤倒入豌豆，熟后装入盛有米饭的盘子里。

◎ 要点

此菜还可加入一些当季的蔬菜。

白萝卜

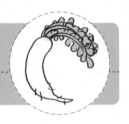

◎ 萝卜的根和叶都有降低胆固醇的功效

萝卜的根中含有很多能够缓解压力、抑制脂肪过氧化、降低血液中胆固醇的维生素C和淀粉酶等消化酶。由于这些营养素不耐热，所以推荐生吃。而且这些营养素会随着时间的延长而流失，所以如果想做成萝卜泥，最好在吃之前再捣烂。

萝卜叶中含有能有效抗氧化的β-胡萝卜素，有降低体内低密度脂蛋白胆固醇的功效。而丰富的维生素C能在体内发挥抗氧化作用。除此之外，萝卜中还有大量能预防骨质疏松的钙质和阻止胆固醇吸收、促进胆固醇排泄的膳食纤维。

萝卜的根和叶中都含有丰富的营养，所以萝卜要买带叶的，吃时连根带叶一起吃。

相关阅读页➡P6、P54

大豆拌萝卜泥

◎ **材料（2人份）**

萝卜	160克（8厘米长）
大豆（水煮）	25克
红薯	50克
黄瓜	50克（1/2根）
小沙丁鱼干	10克
苹果醋	1大勺
砂糖、淡味酱油、酒	各1小勺

91千卡
13毫克

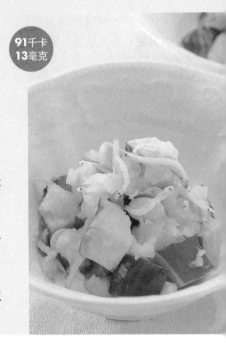

◎ **做法**

①将萝卜捣成泥，稍微去水，大豆沥干水。将红薯切成小块，用微波炉加热1分钟。黄瓜切成小块。

②在大碗中加入苹果醋、砂糖、酱油和酒，调匀，再放入萝卜泥、大豆、红薯、黄瓜和小沙丁鱼干，然后拌匀，装盘。

◎ **要点**

在给萝卜泥去水的时候，不要挤得太干。红薯可以换成土豆，沙丁鱼干可以换成小红虾。

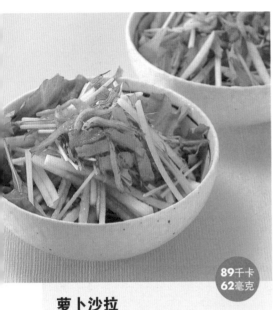

89千卡
62毫克

萝卜沙拉

◎ **材料（2人份）**

萝卜··············80克（4厘米长）

芜菁叶·················30克（1棵）

生菜··················30克（1/2棵）

培根···························10克

小沙丁鱼干·····················50克

橙醋酱油·······················2小勺

芝麻油·························1小勺

◎ **做法**

①将萝卜切成丝，芜菁叶切成小段，生菜切成容易入口的大小。

②将培根切成小段，与小沙丁鱼干一起在平底锅中烤至发脆。

③将萝卜丝、芜菁叶、生菜和橙醋酱油、芝麻油一同倒入大碗中拌匀。

④把大碗中的食材倒入盘中，再将烤好的培根和小沙丁鱼点缀在上面。

◎ **要点**

培根等肉类食物要少放，可以不与其他食材拌在一起，而是集中堆放在表层，这样看起来让人更有食欲。

腌渍萝卜

◎ **材料（2人份）**

萝卜·············50克（约2厘米长）

萝卜叶·························适量

盐···························少许

紫苏末·························半小勺

◎ **做法**

①萝卜去皮切成薄片，萝卜叶切成小条。

②将萝卜片和萝卜叶连同盐、紫苏末一起放入塑料袋中，充分揉匀后抽出空气，放置约30分钟。

③从塑料袋中倒出装盘。

◎ **要点**

用塑料袋充分揉匀能让食物更容易入味。过量摄取盐分容易引起高血压，所以要少放盐，让萝卜稍微入一点咸味即可。

7千卡
0毫克

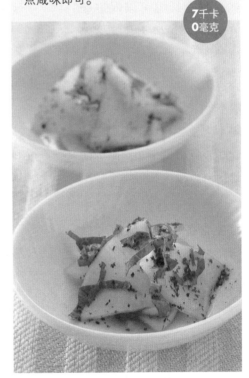

萝卜干

◉ 将美味与营养浓缩起来的加工食品

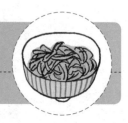

萝卜干就是将萝卜切成条并且干燥后制成的，它的原汁原味和甜度、营养都比新鲜的生萝卜要浓缩，而且还富含钙、铁等矿物质和维生素。

萝卜干中含有能帮助胆固醇排出体外或者抑制其在肠道内吸收的膳食纤维，膳食纤维可以促进肠道蠕动、缓解便秘、美容养颜，还有预防癌症的功效。因为膳食纤维会在肠胃中吸收水分并膨胀，所以即便吃得不多也容易获得饱腹感，在防止饮食过量和减肥方面也很有成效。

萝卜干易存放，家中可以常备，煮、炒或者做沙拉都是不错的食材。

相关阅读页➡P54、P56、P58

萝卜干沙拉

◎ 材料（2人份）

萝卜干	20克
木耳（黑、干）	4克
胡萝卜	10克（约1厘米长）
茼蒿	30克（1/8把）
醋、苹果醋	各1大勺
芝麻油	1小勺
白芝麻	1/2大勺
浓味酱油	1/2小勺
盐	少许

◎ 做法

①将萝卜干和木耳用水泡开，切成易食用大小，然后将水滤净。

②将胡萝卜切成丝，茼蒿切成易食用的小段，用微波炉加热约15秒钟。

③将醋、苹果醋、芝麻油、白芝麻、酱油、盐等调料放入碗中调匀，再加入①和②拌开，最后装盘。

77千卡
0毫克

◎ 要点

萝卜干上的水分如果没有滤净，吃起来就会影响口感。如果把萝卜干中的水挤净，调料就能彻底渗入到萝卜干中，口感也会变好。

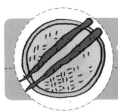

牛蒡

⦿ 膳食纤维的宝库

牛蒡不但是膳食纤维的宝库，还有着水溶性膳食纤维和非水溶性膳食纤维成分均衡的特征。尤其是牛蒡中非水溶性的纤维素、木质素和水溶性的菊糖，这三种膳食纤维的含量远远高于其他蔬菜。

一方面，非水溶性膳食纤维进入人体后，会吸收水分并膨胀。这样会刺激肠道蠕动，进而促进排便。

另一方面，水溶性膳食纤维会在水中溶解成胶状，能够抑制身体对胆固醇的吸收，同时促进胆固醇的排泄，并能够降低血糖。水溶性膳食纤维还可以吸附肠道内的致癌物质并将其排出体外，有预防大肠癌的功效。

牛蒡中因含有大量膳食纤维，比较耐嚼，因而吃的时候需要仔细咀嚼，有利于控制饮食。

另外，牛蒡的切法不同其口感也不一样，您可以根据自己的喜好尝试不同的做法。

相关阅读页➡P54、P72

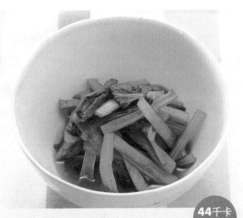

44千卡
0毫克

汤煮牛蒡油菜

◎ 材料（2人份）

牛蒡 ·················· 30克（约4厘米长）
油菜 ·················· 100克（1/3把）
鲣鱼海带老汤 ·················· 100毫升
浓味酱油、料酒 ·················· 各1大勺

◎ 做法

①将牛蒡切成小段用水浸泡。油菜切成小段。

②将鲣鱼海带老汤、酱油和料酒分成两份分别倒入两个锅中。

③将两个锅中的汤煮开，并分别放入牛蒡和油菜，直到二者煮熟。

④关火并让食材入味，最后将二者共同装盘。

◎ 要点

也可以用一个锅煮（这样油菜会带有牛蒡的味道），用一个锅煮时先煮牛蒡，牛蒡熟后再放入油菜。油菜也可以用菠菜或小白菜代替。

竹笋

◉营养丰富且热量低，可以放心食用

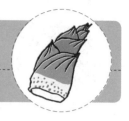

众所周知，竹笋含有以膳食纤维为首的各种能够降低胆固醇的营养素。

竹笋中的膳食纤维不但能够抑制身体对胆固醇的吸收，将胆固醇控制在正常范围，并且有预防大肠癌的功效。不仅如此，竹笋所含的膳食纤维还能增加粪便的分量，促进肠道蠕动和排便，对预防和改善便秘非常有效。

此外，竹笋中还含有维生素B_1和维生素B_2，前者可以有效缓解疲劳，后者有很强的抗氧化作用，可以防止脂质过氧化并预防胆固醇的氧化，进而防止动脉硬化。由于B族维生素有促进能量代谢的作用，所以也可以通过预防肥胖来抑制体内胆固醇水平的升高。

竹笋中还含有钾、锰、锌等多种矿物质。钾可以帮助人体排出多余的钠，能够预防高血压；锰能够使酶活性化，有利于蛋白质、碳水化合物和脂肪的新陈代谢，同时活性化的酶具有抗氧化能力，能够防止动脉硬化。

在竹笋的切口处经常能看见白色的粉末，这是氨基酸中的酪氨酸。酪氨酸是鲜味成分的一种，不但能够促进新陈代谢，还有调节内分泌和激活大脑的功效。

如上所述，竹笋中含有很多膳食纤维、维生素、矿物质等人体必不可少的营养素，同时也是对控制胆固醇很有益的食物。而且竹笋的热量很低，有利于减肥。

竹笋并不局限于传统的做法，在各种菜式中都可以充分利用它。

在挑选竹笋的时候，宜选择比较沉，皮或者沾带的泥还比较湿润的。买回家后立刻把尖端斜着切掉，在皮上竖着切几刀，然后与米汤一起煮开，关火之后再放一晚，味道更好。

相关阅读页➡P8、P54、P56、P58

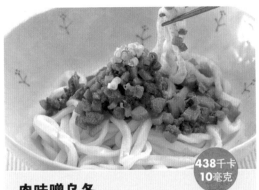

438千卡
10毫克

肉味噌乌冬

◎ 材料（2人份）

乌冬（熟）·····················400克（2份）
牛里脊·································30克
香菇干··································1个
竹笋（焯熟）···························60克
小葱·································适量
水·································2大勺
红味噌·································30克
砂糖、料酒·························各1大勺
浓味酱油、酒·····················各1/2大勺
姜末·································1/2小勺
芝麻油·································2大勺

◎ 做法

①将牛肉过一遍热水，切成丁，把泡开的香菇和竹笋切成小丁。

②将小葱切成葱花。

③用平底锅将芝麻油烧热，将①中的材料炒熟。

④关火并加入水、红味噌、砂糖、料酒、酱油、酒、姜末等调料。

⑤先在碗中放入乌冬，再浇上④，最后撒上葱花。

◎ 要点

不用现成的牛肉馅而用脂肪较少的牛里脊肉，先用热水烫过再做，能够减少胆固醇的摄入。如果想体验其他口感，也可以加入魔芋、蘑菇、厚豆腐皮等。

竹笋饭

◎ 材料（2人份）

大米·································适量
竹笋（焯熟）···························30克
油炸豆腐皮···························10克
淡味酱油·································1小勺
料酒·································1/2小勺
海带茶·································1/4小勺
山椒叶·································适量

◎ 做法

①将大米淘好，把水滤干。

②将竹笋切成薄片，豆腐皮用热水烫一下，去油后切成小条。

③将大米、酱油、料酒、海带茶一同放入电饭锅，加入与米相适量的水，与②一起蒸熟。

④饭熟后拌匀盛入碗中，在上面放上山椒叶做装饰。

◎ 要点

口味清淡，与任何菜品都能搭配，若是用蘑菇代替油炸豆腐皮，热量还会更低。

296千卡
0毫克

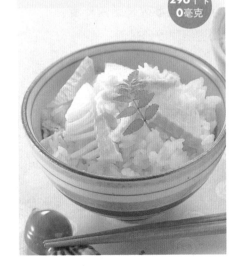

芹菜

◉降低胆固醇，缓解焦虑和头痛

芹菜有种独特的香味，有缓解焦虑和头痛的功效。人类很早就将芹菜用于调理肠胃和改善精神症状的药物。

芹菜中含有 β-胡萝卜素、维生素B_1、维生素B_2、维生素C、钾等维生素和矿物质，营养非常均衡。维生素C和β-胡萝卜素能抑制脂肪的氧化，对降低胆固醇的效果很明显。芹菜叶比茎中所含的β-胡萝卜素高近两倍，所以不要扔掉。

芹菜中含有丰富的膳食纤维，能够改善肠内环境，促进胆固醇的排泄。

此外，芹菜中还含有维生素U，能够抑制胃酸分泌，防止胃下垂。

相关阅读页➡P54、P58、P78

芹菜苹果沙拉

◎ 材料（2人份）

芹菜	40克
苹果	60克（1/4个）
红芸豆（水煮或罐头）	20克
紫苏酱	1大勺
橄榄油	1小勺
松子	5克

◎ 做法

①将芹菜和苹果切成容易食用的大小，红芸豆的水分晾干。

②将食材装盘，然后放入紫苏酱、橄榄油和松子，拌匀即可。

◎ 要点

挑选芹菜的时候应该选择香气较浓，叶子比较绿且鲜亮的，芹菜茎以又粗又长、比较厚且卷度明显、脉络突出的为好。还可以在这道菜中加入其他蔬菜。

128千卡
0毫克

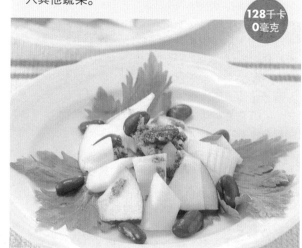

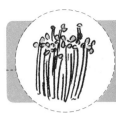

苜蓿芽菜

◉营养价值高且能降低胆固醇

苜蓿芽菜是作为牧草培植的菜芽，发芽一周左右的新芽也可以食用。

新芽中含有很多对人体有益的营养物质，如能够抗氧化的β-胡萝卜素、维生素C、维生素E、钾以及皂苷、二十八烷醇等。

二十八烷醇是一种从水果果皮外层的植物蜡中发现的酒精，它对降低人体内的胆固醇水平，增加人的耐力、抗压力和缓解疲劳都有一定的功效。

皂苷具有杀菌功效，能够减少甘油三酯和胆固醇的吸收，预防其在血管内沉积，因而能够预防动脉硬化和脂代谢异常。

苜蓿芽菜吃起来咯吱咯吱的，适合生吃，如果拌上含有少许油的沙拉拌料，β-胡萝卜素会得到更好地吸收。

相关阅读页➡P54、P58

苜蓿芽菜沙拉

95千卡
0毫克

◎ 材料（2人份）

苜蓿芽菜	30克
樱桃萝卜	5个
油炸豆腐皮	10克
鲣鱼海带老汤、橄榄油	各1/2大勺
醋、浓味酱油	各1小勺
生姜末	1/2小勺
盐	少许

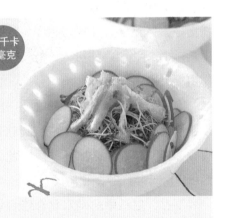

◎ 做法

①将苜蓿芽菜洗净后沥干水分，樱桃萝卜切成小圆片，豆腐皮切成小段并用平底锅烤脆。

②在大碗中倒入鲣鱼海带老汤、橄榄油、醋、酱油、生姜末和盐，并与①一同拌匀后装盘。

◎ 要点

苜蓿芽菜也可以用萝卜苗或者西兰花苗代替，也可以将各种蔬菜的芽或苗混合食用。

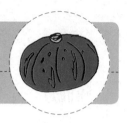

南瓜

推荐食物 8

◉ 抗氧化，防衰老

南瓜是一种营养价值很高的黄绿色蔬菜，它含有β-胡萝卜素、维生素C、维生素E、膳食纤维等多种营养素。

南瓜中的β-胡萝卜素能阻止造成人体衰老的活性氧的生成。

维生素E也有抗氧化的作用，能够抑制造成动脉硬化的过氧化脂质的生成。要想降低血液中的胆固醇，让血流通畅，维生素E必不可少。维生素C同样具有抗氧化功能，而且还有益于肌肤，能增强人体免疫力并预防感冒。如果维生素E和维生素C一同摄入，能使抗氧化作用更突出。

南瓜中的水溶性膳食纤维能够防止以胆固醇为原材料的胆汁酸被肠黏膜再吸收，使其随粪便排出体外。因此，南瓜可以降低胆固醇，预防动脉硬化。

不过，南瓜中的碳水化合物含量较高，吃得太多容易增加热量，所以应适量控制。

相关阅读页➡P4、P54、P58

南瓜沙拉

◎ **材料（2人份）**

南瓜 ························ 150克
洋葱 ·············· 40克（小半个）
红豆（水煮）·············· 20克
海带茶 ···················· 1/2小勺
盐、胡椒粉 ··············· 各少许

◎ **做法**

①将南瓜随意切块，用微波炉加热3~4分钟，去皮。

②将洋葱切碎并用微波炉加热30~60秒钟，红豆沥干水分。

③在大碗中倒入南瓜和海带茶，将南瓜压碎并搅拌好。

④将②放入③中，加盐和胡椒粉调味后装盘。

◎ **要点**

南瓜带着皮做也可以。如果没有海带茶，也可以将咸海带切碎拌进去。也可以用毛豆代替红豆，只是甜度会降低。

99千卡
0毫克

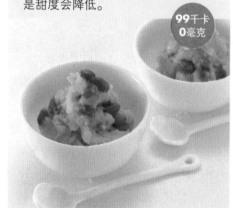

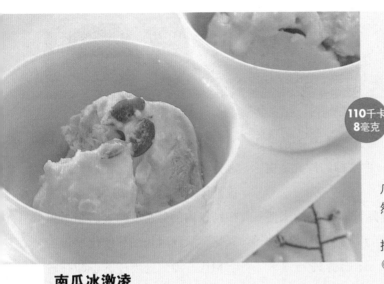

110千卡
8毫克

瓜、冰激凌和豆浆拌好，然后放进冰箱冷冻。

③凝固后盛出装盘，撒上南瓜子。

◎ 要点

南瓜中含有很多糖分，吃起来甜甜的。如果用南瓜来做点心，不但能够控制砂糖的摄入量，还能补充维生素、矿物质和膳食纤维。

南瓜冰激凌

◎ 材料（2人份）

南瓜 ·············100克
香草冰激凌 ········50克
豆浆 ·············2大勺
南瓜子············适量

◎ 做法

①将南瓜随意切块后用微波炉加热3～4分钟，然后去皮碾碎。

②在大碗内将碾碎的南

南瓜汤

125千卡
1毫克

◎ 材料（2人份）

南瓜 ····································200克
胡萝卜 ································40克
盐、胡椒粉 ··························各少许
煎面包丁 ····························适量
水 ··200毫升
脱脂牛奶 ······························1大勺

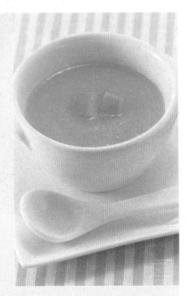

◎ 做法

①将南瓜随意切块，用微波炉加热3～4分钟，去皮。胡萝卜切碎，用微波炉加热约30秒钟。

②将①和水、脱脂牛奶一同放入食品搅拌机中搅拌。

③将②倒入锅中加热，加盐和胡椒粉调味。

④盛入碗中并撒上面包丁。

◎ 要点

如果想要补钙或者想加点乳制品让汤更稠，推荐使用低胆固醇低热量的脱脂牛奶。

西红柿

◉营养价值极高的蔬果

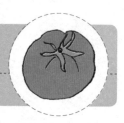

西红柿的营养价值非常高，其中β-胡萝卜素和维生素C尤为丰富，西红柿的钾含量也不少，有利尿的作用。

西红柿还含有大量能降低胆固醇的水溶性植物纤维果胶，不但可以预防胆固醇和甘油三酯在体内的合成，还能清理肠道，将其中的代谢产物和胆固醇一同随粪便排出体外。

西红柿中的抗氧化物质番茄红素含量丰富，番茄红素是西红柿的红色素成分多酚的一种，它可以去除造成人体衰老的活性氧，防止附着在肠壁内的低密度脂蛋白胆固醇氧化，从而阻止动脉硬化。与生吃相比，加热处理过的番茄红素更容易被人体吸收。

相关阅读页➡P8、P54、P56、P58

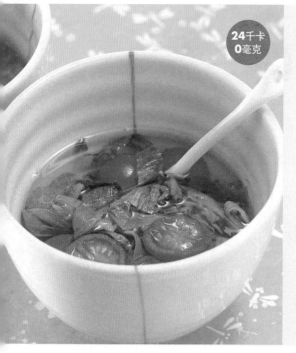

24千卡
0毫克

小西红柿汤

◎ **材料（2人份）**

小西红柿	6个
生菜	100克（约2棵）
水	400毫升
砂糖	1小勺
浓味酱油	2小勺
盐、胡椒粉	各适量

◎ **做法**

①将小西红柿切成两半，生菜切成1厘米左右宽。

②在锅中加入水、砂糖、酱油，烧开后放入西红柿用小火煨一会儿，然后加盐和胡椒粉调味。

③关火并放入生菜，然后盛入器皿中。

◎ **要点**

将生菜换成洋葱片味道也不错，可以放凉了再喝。

意大利面

◎ 材料（2人份）

西红柿·················80克（1小个）
培根·························10克
胡萝卜·············40克（3厘米长）
洋葱·················100克（1/2个）
青椒·················30克（1个）
平菇·························60克
意大利面条（干）·············160克
白葡萄酒·····················2小勺
番茄酱·····················3大勺
浓味酱油、蚝油·············各1小勺
盐、胡椒粉·················各少许

◎ 做法

①将西红柿切成瓣状，培根、胡萝卜切成方块，洋葱切成薄片，青椒切成环状，平菇择净。

②用开水将意大利面条焯好。

③用平底锅将培根烤好后盛出备用。

④将胡萝卜和洋葱炒一下，然后放入青椒与平菇继续翻炒。

⑤将②、③和白葡萄酒、番茄酱、酱油、蚝油、盐、胡椒粉放入④中，加入西红柿，用大火翻炒。

◎ 要点

番茄酱中添加有砂糖和盐等，热量和盐分都较高，所以要配合新鲜的西红柿使用。

406千卡
4毫克

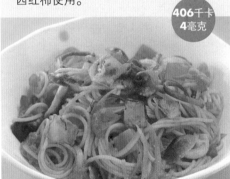

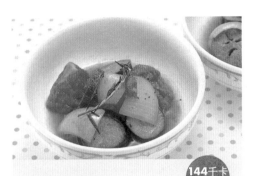

144千卡
0毫克

蔬菜杂烩

◎ 材料（2人份）

西红柿·················150克（1个）
洋葱·················50克（1/4个）
甜椒（黄）·············30克（1/4个）
西葫芦·················50克（1/4根）
茄子·················50克（1/2个）
芹菜·························50克
橄榄油·····················1大勺
水·························100毫升
番茄酱·····················2大勺
红葡萄酒·····················4大勺
胡萝卜泥、盐、胡椒粉·····各少许
法式香草·····················适量

◎ 做法

①西红柿切成四块，洋葱、甜椒切成角状，西葫芦、茄子切成圆片，芹菜随意切段。

②锅热后倒入橄榄油，放入①炒一下。

③炒熟后加入水、番茄酱、红葡萄酒、胡萝卜泥、盐、胡椒粉、法式香草，用小火将锅中的水煮干。

④挑出香草后装盘。

◎ 要点

这道菜凉着吃也很美味。如果没有法式香草，也可以用香叶，或者在最后撒一些兰花叶。做的时候也可加入一些焯过的大豆。

圆白菜

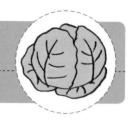

◉ 调整肠胃环境，促进胆固醇排泄

圆白菜中含有一种维生素U，这种成分常用于肠胃药中，具有优化胃肠黏膜的新陈代谢并预防溃疡的作用。

圆白菜中还含有丰富的膳食纤维，可以调整胃肠环境，促进胆固醇排泄。如果在刚开始吃饭的时候先吃圆白菜，就能达到从胃到十二指肠的幽门上加一道栅卡的功效。这样一来，食物从胃到十二指肠的移动速度就会变缓，碳水化合物和脂肪的吸收速度也会降低，有预防慢性病的功效。

虽然大多数人习惯吃沙拉的时候生吃圆白菜，其实圆白菜加热食用也不错，因为加热后圆白菜的体积就会大幅度减小，能吃下更多。还可以焯、蒸或者炒。

相关阅读页➡P58

圆白菜卷

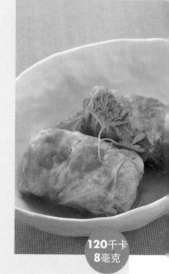

◎ 材料（2人份）

圆白菜…120克（4片）
茼蒿……40克（1/6把）
南瓜……………100克
牛里脊肉………25克
葡萄干…………10克
盐………………少许
香芹……………适量
熟西红柿（罐头）
…………50克（1/4罐）
番茄酱…………1大勺
水…………200毫升

120千卡
8毫克

◎ 做法

①将圆白菜洗净，用微波炉加热30～60秒钟，让菜叶变软。

②将茼蒿切成小段，用微波炉加热20秒钟。南瓜切成瓣状，用微波炉加热2～3分钟。

③将里脊肉用水煮熟并剁碎。

④将①铺开，在其中卷入适量②和葡萄干，然后用牙签固定。

⑤在锅中加入熟西红柿、番茄酱、水，煮沸后放入③并用盐调味，然后加入④一起煮。

⑥装盘，放入香芹做装饰。

◎ 要点

如果将煮肉的汤换成清汤，可以减少胆固醇的摄入。另外，馅中的蔬菜可以尝试各种搭配。

凉拌圆白菜

◎ 材料（2人份）

圆白菜······70克
小西红柿······2个
芹菜······适量
豆浆······50毫升
砂糖······1小勺
醋······2小勺
柠檬汁······1小勺
盐······少许

◎ 做法

①将圆白菜切丝，小西红柿切成四瓣。

②在大碗中放入豆浆、砂糖、醋、柠檬汁、盐拌匀，然后加入圆白菜搅拌均匀。

③装盘后放入小西红柿和芹菜叶点缀。

◎ 要点

用豆浆与柠檬汁既能调配出沙拉酱的味道，又能避免胆固醇含量过高。蔬菜多吃无妨，也可以再加入洋葱或胡萝卜等。

36千卡
0毫克

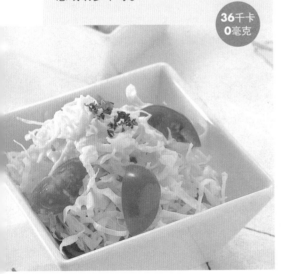

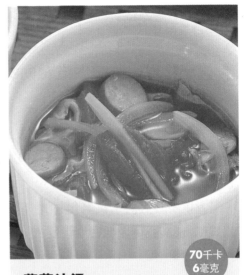

70千卡
6毫克

蔬菜浓汤

◎ 材料（2人份）

圆白菜······40克
洋葱······40克（1/4个）
胡萝卜······20克（约1厘米长）
小香肠······10克（2根）
鲣鱼海带老汤······400毫升
熟西红柿（罐头）···············
······100克（1/2罐）
辣椒酱······1大勺
盐、胡椒粉······各少许

◎ 做法

①将圆白菜切成易食用的大小，洋葱切成薄片，胡萝卜切成丝，香肠切成圆片。

②在锅里放入①与鲣鱼海带老汤、熟西红柿、辣椒酱、盐、胡椒粉，用小火慢炖。

③蔬菜熟后关火盛出。

◎ 要点

蔬菜汤用小火慢慢炖更好喝一些，如果不加香肠，胆固醇的摄入会减少一些，可以用蘑菇或豆腐代替香肠。

青椒

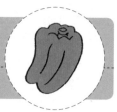

◉ 抗氧化作用较强，有预防动脉硬化的功效

青椒比辣椒个头大，也没有辣味。常见的有红色、绿色、黄色等几种，一般将肉厚偏甜的黄色或者红色椒称为甜椒。

青椒中含有大量抗氧化物 β-胡萝卜素和维生素C，能防止体内低密度脂蛋白胆固醇氧化，预防动脉硬化。

青椒中的维生素C能够耐热，即使受热也不会被破坏。尤其是红色或者黄色的甜椒，维生素C的含量甚至在柠檬之上。

β-胡萝卜素的性质是易溶于油，所以用于炒菜中能更好地被吸收。

相关阅读页➡P8、P54

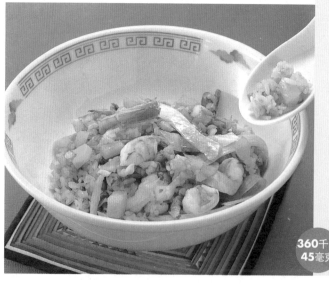

360千卡
45毫克

炒饭

◎ 材料（2人份）

米饭 ·············· 300克
甜椒 ····· 30克（1/4个）
洋葱 ····· 50克（1/4个）
生菜 ····· 120克（2棵）
虾（带壳）
·············· 20克（4只）
盐、胡椒粉 ······ 各少许
浓味酱油 ······· 1/2大勺
芝麻油 ············ 1大勺

◎ 做法

①将甜椒与洋葱剁成碎块，虾剥壳，去掉虾线，切成几段。

②将生菜切成1厘米宽。

③在平底锅中将①单独炒一下，再倒入米饭一起炒，加盐与胡椒粉。

④将生菜放入锅中，待生菜变软后倒入酱油炒匀。

⑤点少量的芝麻油，盛出。

◎ 要点

尽量使用不易粘锅的平底锅。只在最后加一点油调出香味，可以减少油的食用量。

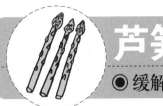

芦笋

◉ 缓解疲劳，降低胆固醇

芦笋是从古代埃及开始就栽培的一种食用蔬菜。芦笋中的主要营养素是天门冬氨酸，它能够促进新陈代谢，缓解疲劳，美化肌肤。

芦笋有在充足日晒下培植的绿芦笋和不接受阳光照射培植的白芦笋两种，绿芦笋中的 β-胡萝卜素、B 族维生素、维生素 C、维生素 E、钾、铁、锌含量较为丰富。不仅如此，绿芦笋中的叶绿素还有降低体内胆固醇水平的功效。

在竹笋的穗尖中含有较多的芦丁，它们可以强化毛细血管，对预防动脉硬化和高血压也有一定的功效。

相关阅读页➡P52、P54、P56

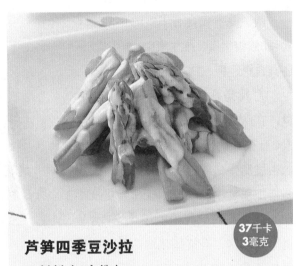

37千卡
3毫克

芦笋四季豆沙拉

◎ **材料（2人份）**

芦笋	60克（3根）
四季豆	30克（6根）
酸奶	3大勺
砂糖	1/2小勺
苹果醋	1大勺
白葡萄酒	2小勺
盐、胡椒粉	各少许

◎ **做法**

①将芦笋、四季豆焯熟，切成易食用的长度。

②将酸奶、砂糖、苹果醋、白葡萄酒、盐、胡椒粉等调料拌匀。

③将①装盘，并浇上②。

◎ **要点**

不仅仅是芦笋，蔬菜也应该选择色彩较浓的，因为颜色越重的蔬菜含有的抗氧化物越多，对控制胆固醇也就越有效。

西兰花

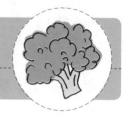

◉具有双重抗氧化作用的蔬菜

西兰花不仅含有丰富的β-胡萝卜素和B族维生素、维生素C、维生素E，还富含钙、钾、铁等矿物质。

尤其是西兰花中维生素C的含量，在蔬菜中可说是数一数二。维生素C有很强的抗氧化作用，其在抑制低密度脂蛋白胆固醇氧化的同时，还能增加血管中的胶原，让血管更加柔韧。此外，西兰花中的维生素E含量也十分丰富，有抗氧化的功效，能够保护血管。维生素C和维生素E共同摄入时，抗氧化效果更加突出。

再有，西兰花中的非水溶性膳食纤维也很丰富，能够抑制胆固醇的吸收，促进胆固醇排出体外，还能够增加排便量，清理肠内环境。

上述营养素并非仅仅存在于前段的花蕾部分，在茎和叶中也有不少，所以不要把茎和叶扔掉，可以用它们炒菜或者做汤。

如果加热过度，西兰花中的营养素就会流失，吃起来口感也会变差，所以烹调时要注意火候。

相关阅读页➡P54、P56、P58

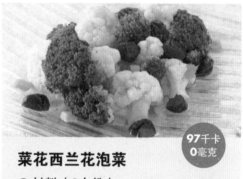

97千卡
0毫克

菜花西兰花泡菜

◎ 材料（2人份）

西兰花、菜花	各70克
胡萝卜	10克
白葡萄酒	2大勺
料酒、橄榄油	各2小勺
葡萄干	10克
盐、胡椒粉	各少许
香叶	1片

◎ 做法

①将西兰花和菜花掰成小块用水焯一下，胡萝卜切成小丁。

②将白葡萄酒、料酒、橄榄油、葡萄干、盐、胡椒粉、香叶和菜花一起放入锅中，煮至菜花入味。

③将西兰花和胡萝卜倒入②中，约20分钟后盛出。

◎ 要点

因为菜花较难入味，所以要煮到味道渗进去为止。为了保护不耐热的营养素流失，西兰花和胡萝卜要在最后放入。另外，加入洋葱等其他蔬菜也很好吃。

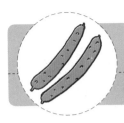

黄瓜

◉受人喜爱的夏日蔬果

黄瓜的90%以上都是由水分构成的，含有的营养也不过是少量维生素和矿物质，所以从营养价值上并不值得推荐。但是黄瓜清脆的口感和清爽的味道让人很有食欲，尤其在夏季是一种很好的蔬果。

虽然跟其他蔬菜比起来黄瓜中维生素和矿物质的含量偏少，但黄瓜中含有钾。钾可以抑制钠的吸收，促使钠随尿排出，有预防高血压的作用。钾还能帮助心肌和横纹肌收缩，所以对预防疲劳和抽筋也有一定作用。

相关阅读页➡P56

腌黄瓜

◎ 材料（2人份）

黄瓜…100克（1根）
盐 ……………… 适量
芝麻油 …… 1/2小勺
小红辣椒 ……… 1个
白芝麻末 …… 1/2小勺

◎ 做法

①将黄瓜洗净晾干，并将其拍成块。

②将黄瓜放入塑料袋中，加盐、芝麻油、小红辣椒，充分揉搓后挤出空气，放置约30分钟。

③将②倒入碗中，撒上白芝麻末。

◎ 要点

若想降低热量的摄入，可以不加芝麻油。也可以用西葫芦、茄子、胡萝卜等蔬菜代替黄瓜，是一道简单易做的菜品。

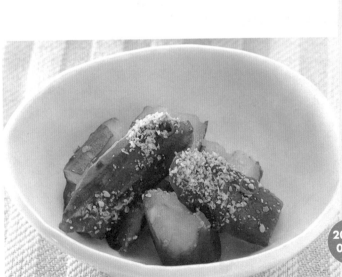

20千卡
0毫克

秋葵

◉ 含有丰富的膳食纤维，可降低胆固醇

很少有蔬菜像秋葵这样黏糊糊的，秋葵的黏糊成分主要是水溶性膳食纤维——果胶，果胶可以促进肠道内多余的胆固醇排出体外。秋葵中的果胶含量比牛蒡和南瓜都高。

此外，秋葵中的β-胡萝卜素可以防止低密度脂蛋白胆固醇的氧化，预防动脉硬化、高血压和糖尿病。

维生素C也是一种有抗氧化功能的营养素。在人有压力感的时候会消耗大量维生素C，所以应尽量多摄取。

再有，秋葵中能够预防骨质疏松的钙也很丰富。

综上所述，秋葵对预防高血压、心脏病等慢性病很有帮助，可适量食用。

相关阅读页➡P8、P54、P56、P58

秋葵浓汤

◎ **材料（2人份）**

秋葵····20克（2根）
山药·······················
··100克（15厘米长）
鲣鱼海带老汤
··············300毫升
淡味酱油······1小勺
盐、胡椒粉··各少许

◎ **做法**

①将秋葵横截切片，山药捣成泥。

②将鲣鱼海带老汤和酱油放入锅中，沸腾后加入盐与胡椒粉调味，然后放入秋葵一同煮熟。

③将山药泥放入容器中，然后倒入②。

◎ **要点**

山药同样是黏糊糊的食物，很容易与秋葵搭配在一起。此外，还可以加入海发菜、裙带菜、黄麻等。烹调上也并不限于做汤，其他的菜式也可以尝试。

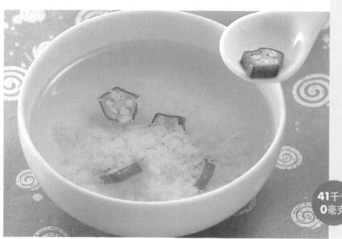

41千卡
0毫克

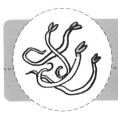

豆芽

● 膳食纤维与B族维生素含量丰富的减肥食品

清汤咸拉面

◎ 材料（2人份）

中华拉面 ·········· 400克（2包）

豆芽 ·······················60克

笋干（带味）···············40克

小葱 ···········20克（8厘米长）

香菇干 ······················1个

芝麻油 ······················少许

胡椒粉 ······················适量

水 ·······················400毫升

盐 ··························适量

梅干 ························2个

海苔片 ······················适量

◎ 做法

①将中华拉面用水焯好。

②将豆芽和笋干上的水分晾干，在平底锅内倒入芝麻油一同翻炒。

③将小葱切成葱花，将用水泡开的香菇干切成六块，泡香菇的水备用。

④在锅中加入③和水、盐煮一小会儿。

⑤将拉面放入容器中，在上面放上②和梅干、海苔片，然后倒入④。

◎ 要点

拉面中最好不放动物性食品，可以在配料里加一些海藻、蘑菇、油菜、菠菜等蔬菜。

豆芽实际上并不是蔬菜，所有谷物、豆类、蔬菜的种子在适宜的环境下发出的芽，都可以称为豆芽。

通常所说的豆芽，是黑豆发出来的芽。除此之外，常见的还有大豆发的"大豆芽"，绿豆发的"绿豆芽"等。

豆芽的种类不同，所含的营养也不一样，但不论哪种豆芽，膳食纤维的含量丰富；通过发芽，豆子中的维生素C会增加；豆芽中能够预防肥胖和动脉硬化的维生素B_2含量是豆子的三倍。

相关阅读页➡P54、P58

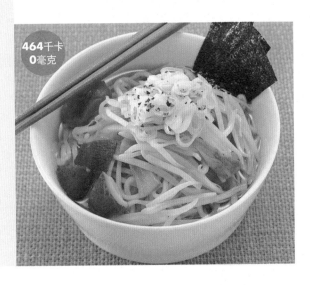

464千卡
0毫克

洋葱

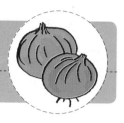

◉洋葱中的辣味成分可降低胆固醇和甘油三酯

切洋葱的时候之所以会流眼泪，是因为切开的洋葱中含有挥发性的催泪成分。这种催泪成分的真实身份是含鲜味成分的大蒜素和含辣味成分的丙基硫醚等硫化物，它们能让血液变得通畅，具有降低胆固醇、甘油三酯和血糖的功效。所以在用洋葱做菜的时候，最好不要放太多的水。

此外，洋葱中还含有大量的多酚类色素成分——槲黄素。槲黄素有很强的抗氧化作用，能够防止体内低密度脂蛋白胆固醇的氧化，保持血液的通畅，预防动脉硬化。槲黄素还能促进人体内的脂肪与粪便一同排出体外，因而洋葱与肉类食物一起食用时，可减少人体对脂肪的吸收。

相关阅读页➡P8、P44

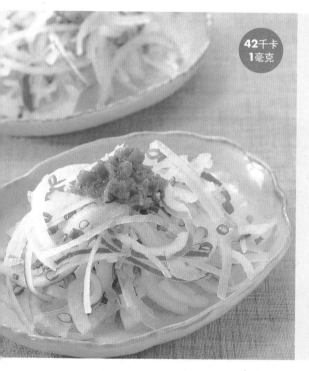

42千卡
1毫克

双色洋葱沙拉

◎ **材料（2人份）**

黄洋葱、紫洋葱·····各100克（1/2个）

小葱 ························· 适量

梅子果肉 ···················10克

胡椒粉 ·······················少许

◎ **做法**

①将两种洋葱切丝，用水冲一下，沥干水分。小葱切成葱花。

②在碗中将梅子果肉和胡椒粉拌匀。

③将①装盘并在其上撒上②。

◎ **要点**

如果洋葱长时间泡在水里，营养成分就会流失，所以过水时间要短。如果喜欢吃洋葱的辣味，也可以不过水。沙拉里还可以加入紫苏的叶子，也很好吃。

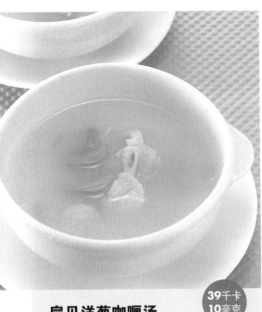

焗洋葱汤

◎ 材料（2人份）

洋葱 ·····················100克（1/2个）

橄榄油 ···························1大勺

水 ·····························300毫升

盐、胡椒粉 ·······················各少许

方面包、奶酪（可融型）···各30克

◎ 做法

①将洋葱切成薄片，平底锅内倒入橄榄油，热后放入洋葱翻炒。

②洋葱炒熟后加水煮，放入盐和胡椒粉调味。

③将面包切成片，用烤箱烤至焦黄。

④将②和③放入耐热的容器中，加入奶酪，用烤箱加热至奶酪融化。

◎ 要点

洋葱炒到半透明的黄色时就会变甜，可以因此减少调料。如果洋葱炒得时间太长就会失去嚼劲儿，所以炒时要注意保留一些口感。

39千卡
10毫克

扇贝洋葱咖喱汤

◎ 材料（2人份）

扇贝 ·····················20克（3个）

洋葱 ·····················50克（1/4个）

洋菇（水煮）·······················30克

水 ·····························300毫升

豆浆 ·····························2小勺

咖喱粉·························1/2小勺

盐、胡椒粉·······················各少许

◎ 做法

①将扇贝一分为二。

②洋葱切成薄片，洋菇沥干水分。

③在锅中加入水、洋葱和洋菇，煮熟后再放入扇贝、豆浆、咖喱粉、盐、胡椒粉，一起煮一会儿再倒入容器中。

◎ 要点

如果想使扇贝的量看上去更足，可以将其撕开。洋菇用生的或者其他蘑菇代替也可以。还可以多放些洋葱或者其他蔬菜。

185千卡
14毫克

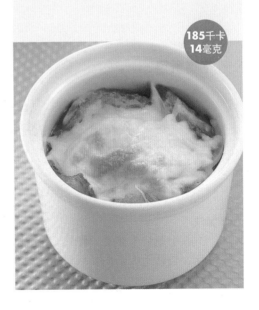

葱

◉提升免疫力，杀菌，抗病毒

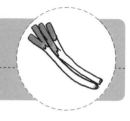

葱里含有硫化物，可以疏通血液，维持甘油三酯和胆固醇在正常范围。由于硫化物中的鲜味成分大蒜素是挥发性的，所以尽可能少用水冲、煮或者炒。

在葱白的部分，含有能够提高免疫力，预防感冒和癌症的维生素C；还有能够排出体内多余的钠、保持血压正常的钾；能够排解烦躁并使骨骼坚固的钙等。此外，葱中还有一种葱油成分，具有杀菌、抗病毒的功效，对击退感冒病毒等很有效。

相关阅读页➔P54、P56、P78

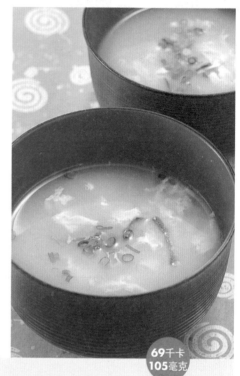

69千卡
105毫克

葱花鸡蛋汤

◎ 材料（2人份）

小葱 ·············	30克
鸡蛋 ·············	1个
香菇干 ·············	1个
盐、胡椒粉 ·············	各少许
生姜末 ·············	1/2小勺
淡味酱油 ·············	2小勺

◎ 做法

①将小葱切成葱花，把鸡蛋打碎，香菇干泡开后切成薄片，泡香菇干的水备用。

②在锅中放入泡香菇干的水、生姜末、酱油和香菇干一起煮，然后放入盐和胡椒粉调味。

③开小火，倒入鸡蛋和葱花，煨一会儿，然后倒入容器中。

◎ 要点

在倒入鸡蛋的时候可以借助漏勺把蛋花打得很漂亮。如果想降低胆固醇的摄入量，可以用炸豆腐皮或者豆腐、面筋代替鸡蛋，也可以在汤中加入其他食物。

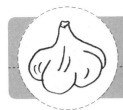

大蒜

◉ 强身健体的良药

蒜汤

◎ 材料（2人份）

培根··································10克
洋葱··················50克（1/4个）
蒜泥··································1小勺
橄榄油······························1大勺
水··································400毫升
盐、胡椒粉························各少许
芹菜······························适量

◎ 做法

①将培根切成条形，洋葱切成薄片。

②用锅将橄榄油烧热，放入洋葱炒至变色。

③放入蒜泥和培根一起翻炒，培根熟后加水小火慢煮。

④用盐与胡椒粉调味，倒入碗中，撒上碎芹菜叶做装饰。

◎ 要点

培根中的维生素B_1很丰富，与大蒜是绝配。洋葱也可以换成大葱。

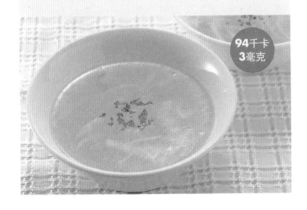

94千卡
3毫克

大蒜一直以来就是有着强身健体、缓解疲劳、维持体力作用的"良药"。

大蒜特有的气味，是其硫化物大蒜素所带来的。将蒜切碎或者拍碎的时候，蒜中原本含有的大蒜素和酶会发生反应生成一种成分，这种成分与维生素B_1结合就会变成蒜硫胺素。蒜硫胺素与维生素B_1一样可以促进体内的糖代谢，而且在人体内的利用率比维生素B_1高。

大蒜代表性的功能是杀菌、抗菌，而且还有促进血液流通，防止血栓形成的作用。大蒜与沙丁鱼一同食用，可以增强沙丁鱼中二十碳五烯酸和二十二碳六烯酸的作用，能够促进血液流通，预防动脉硬化。此外，大蒜与富含维生素C或维生素E的食品一同食用，可以增强抗氧化作用，抑制胆固醇的氧化。

相关阅读页➜P8、P54、P78

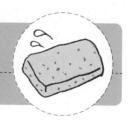

魔芋

推荐食物 **20**

◉ 很好的减肥食品

魔芋中97%是水分，剩下的3%则是由一种叫作葡甘露聚糖的水溶性膳食纤维组成。由于魔芋中几乎不含热量，因此常被用作减肥食品。

此外，魔芋中所含的水分和膳食纤维有助于缓解便秘。魔芋到达人体后，未能被胃消化就进入到肠道，在肠道中也无法吸收，于是就在肠道中携带代谢产物、胆固醇和胆汁酸等排出体外。

由于魔芋热量低又很容易让人饱腹，所以不但能预防肥胖引起的疾病，还有预防动脉硬化和大肠癌等疾病的功效。当主菜是肉类食物时，不妨搭配一些魔芋。

在做魔芋的时候，在表面切出格子形的纹路，或者切碎一点来增加表面积，能让魔芋更好地入味。

相关阅读页➜P5、P58、P60

煮魔芋

◎ **材料（2人份）**

魔芋	150克
小红辣椒	1根
芝麻油	1/2小勺
白芝麻末	1/2大勺
水	3大勺
砂糖	2小勺
浓味酱油	2小勺
酒	2大勺
料酒	1小勺

◎ **做法**

①将魔芋切成细条并用水焯一下。小红辣椒用水泡开，去掉辣椒籽，切成圆环形。

②在锅中加入水、砂糖、酱油、酒和料酒，用小火慢煮。

③等锅里的水基本煮干时，加入芝麻油翻炒。

④将魔芋和辣椒装盘，浇上③并撒上白芝麻末。

◎ **要点**

此道菜因为能放得住，所以可以一次性多做一些。如果不能吃辣，可以用小葱代替小辣椒来调味。

98千卡
0毫克

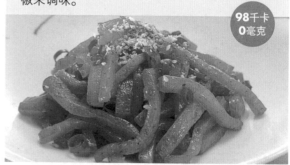

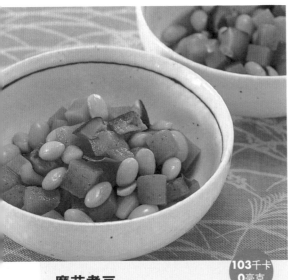

迷你关东煮

◎ **材料（2人份）**

魔芋 ·················· 75克

芋头 ············· 70克（2小个）

炸豆腐块 ··············· 40克

黄芥末 ·················· 适量

鲣鱼海带老汤 ·········· 300毫升

砂糖、淡味酱油、料酒各2小勺

酒 ···················· 1大勺

盐 ···················· 少许

◎ **做法**

①将魔芋焯熟切成三角形，芋头煮熟切成两半。炸豆腐块用热水烫一下去油，然后切成易于食用的大块。

②在锅中放入鲣鱼海带老汤、砂糖、酱油、料酒、酒和盐，把汤汁煮沸。

③将魔芋、芋头、炸豆腐块穿成串装盘，再配上黄芥末。

◎ **要点**

也可以用海带、土豆、萝卜等关东煮常用的食材替换上述食材。鸡蛋等胆固醇较高的食物应少吃。

魔芋煮豆

◎ **材料（2人份）**

黄豆（水煮）·············80克

胡萝卜 ·········50克（约4厘米长）

魔芋 ··················80克

香菇干 ·················1个

海带 ·········1块（5厘米×5厘米）

砂糖 ··················2小勺

浓味酱油 ···············2小勺

料酒 ··················1小勺

◎ **做法**

①将黄豆表面的水分晾干，将胡萝卜和焯过的魔芋切成小方块，香菇和海带用水泡开后切成1厘米大小，泡香菇干和海带的水备用。

②将泡好的香菇干、海带及其泡过的水与砂糖、酱油、料酒一起放入锅中，盖上锅盖用小火慢炖。

③炖透之后加入黄豆，再煨一会儿后关火，装盘。

◎ **要点**

黄豆也可以换成鹰嘴豆或四季豆，用肉汤代替泡香菇和海带的水，味道更佳。

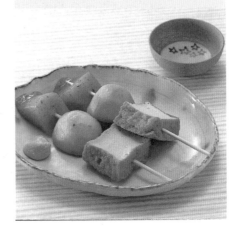

土豆

◉ **可有效降低胆固醇**

土豆的主要成分虽然是淀粉，但也含有丰富的维生素B_1、维生素C、钾和膳食纤维。

一般情况下，食物中的维生素C经加热后很容易被破坏，而土豆中的维生素C由于有淀粉的保护，具有加热也不易被破坏的特征。

土豆中所含的膳食纤维能够促进肠道内的代谢产物和胆固醇一同排出体外，可以改善肠内环境和缓解便秘。

土豆皮中含有绿原酸，它是一种多酚，能够去除使人体老化的活性氧，可以抑制低密度脂蛋白胆固醇的氧化和动脉硬化。因此，做菜时尽量带着皮，但变绿的皮应削净。

值得注意的是，土豆内的碳水化合物含量较高，所以不能吃太多。

相关阅读页➡P8、P54、P56、P58

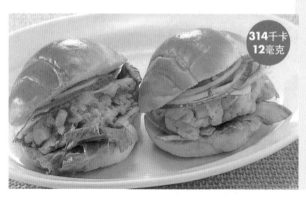

314千卡
12毫克

金枪鱼土豆三明治

◎ **材料（2人份）**

土豆……………100克（1个）
金枪鱼（罐头或油渍）40克
玉米粒（罐头）…………20克
紫洋葱……………………40克
生菜………………………30克
圆面包………120克（4个）
橄榄油……………………2小勺
浓味酱油…………………1小勺
盐、胡椒粉……………各少许

◎ **做法**

①将土豆用微波炉加热2～3分钟后剥皮，金枪鱼过一遍热水去油，晾干玉米粒表面的水分。

②将紫洋葱切片并用水冲一下再晾干，生菜切碎。

③将①和橄榄油、酱油、盐、胡椒粉放入碗中搅拌。

④将圆面包切开，夹入②和③，装盘。

◎ **要点**

如果为了降低胆固醇而减少金枪鱼的量，就会降低人的满足感。为了避免这种情况，可加入无胆固醇的土豆和玉米，还可以加入黄瓜和西红柿。

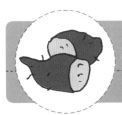

红薯

◎ 既能防病又能做点心的佳品

红薯与土豆一样，主要成分是淀粉，同样也含有丰富的加热也不易被破坏的维生素C。此外，红薯中还含有丰富的维生素E、钾和膳食纤维。

红薯中的膳食纤维含量大约是土豆中膳食纤维的两倍，而膳食纤维能抑制胆固醇的吸收，同时延缓葡萄糖的吸收，是预防高血压、糖尿病等慢性病再好不过的营养素，所以应尽量多摄取。

此外，红薯中还含有丰富的能够去除活性氧的多酚，它既能降低体内低密度脂蛋白胆固醇，又能抑制其氧化，预防动脉硬化。紫皮红薯所含的多酚类物质花青素最为丰富。

红薯有种天然的甜味，可以蒸熟当点心，也可以用于各种糕点中。

红薯含碳水化合物较多，食用不要过量。

相关阅读页➡P8、P48、P54、P56、P58

红薯拌豆腐

◎ **材料（2人份）**

红薯 ……………………40克
甜椒（红）30克（1/4个）
西兰花 …………………40克
平菇 ……………………20克
木绵豆腐 ………………80克
白芝麻糊 ………………2小勺
砂糖 …………………1/2小勺
淡味酱油、盐……各1/4小勺

◎ **做法**

①将红薯和甜椒切成小方块，西兰花瓣成小块，平菇洗净，然后分别用微波炉加热1分钟左右。

②将木绵豆腐的水分晾干。

③在食品搅拌机中加入②和白芝麻糊、砂糖、酱油、盐进行搅拌。

④把①和③放入碗中搅拌均匀后装盘。

◎ **要点**

色彩丰富的蔬菜能够增加人的食欲，尤其是带有红、黄、绿三色的蔬菜。也可以根据个人喜好搭配不同色彩的蔬菜。

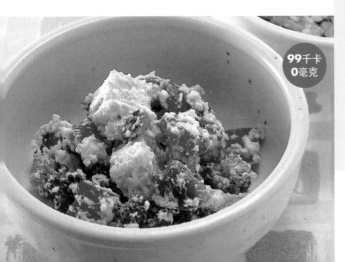

99千卡
0毫克

大豆

◉ 不可或缺的植物蛋白

大豆的特征是含有丰富的蛋白质和人体内无法合成的必需氨基酸。蛋白质不仅是人体内的重要成分，也是维持血管弹性的原料，所以大豆还能降低动脉硬化和脑卒中发生的风险。大豆所含必需氨基酸的比例比较均衡，有利于人体内的氨基酸被高效利用。

同样都是蛋白质，与动物性的肉和鱼相比，低热量也是大豆的一个特征。此外，大豆中的脂肪含量比鱼和肉少，胆固醇含量也很少。

大豆中含有丰富的膳食纤维，有助于血液中多余的胆固醇排出体外。

不仅如此，大豆中还含有作用与雌激素类似的大豆异黄酮，能够防止钙质从骨骼中溶解，有利于预防骨质疏松和缓解更年期综合征症状。

不过，大豆中含嘌呤较多，所以患有痛风的人不宜多吃。

相关阅读页➡P52、P58

大豆生春卷

◎ **材料（2人份）**

糯米纸	20克（4片）
生菜	60克（1棵）
黄瓜	50克（1/2根）
小西红柿	3个
萝卜苗、大豆（水煮）	各10克
砂糖、豆瓣酱	各1小勺
酒	2小勺

◎ **做法**

①将糯米纸在热水中泡软。

②将生菜、黄瓜切丝，西红柿切成圆片，萝卜苗洗净。

③将①晾干，把②和大豆一起包起来。

④将③切成容易入口的大块，装盘并配上砂糖、豆瓣酱和酒。

◎ **要点**

也可以将大豆换成鹰嘴豆或四季豆。

62千卡 0毫克

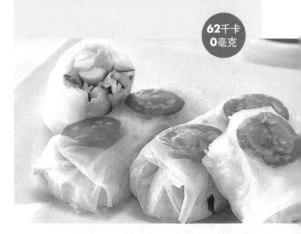

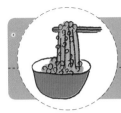

纳豆

◉ 能够活血，预防血栓的发酵食品

　　纳豆的原材料是大豆，所以和大豆一样含有丰富的蛋白质。纳豆还含有卵磷脂，能够防止胆固醇在血管内聚积。

　　纳豆与大豆的不同，就在于其含有丰富的B族维生素、维生素E和维生素K。尤其是维生素B_2，它好比人体内的润滑油，能自行将纳豆中含有的优质脂肪转化成能量。同时纳豆中所含的维生素E和大豆皂苷具有较强的抗氧化能力，能够防止脂质过氧化。

　　此外，纳豆中含有黏蛋白，能够防止血液凝固，达到活血的功效。

　　由于纳豆中嘌呤含量较多，痛风患者需慎用。正在服用华法林等抗凝药的患者，要在医生的指导下食用。

相关阅读页➡P52、P54

烤纳豆

170千卡
2毫克

◎ 材料（2人份）

炸豆腐皮 ·············40克（2片）

小葱 ·················40克（4根）

纳豆（包括佐料、辣椒）·······80克

干制鲣鱼 ·················2克

◎ 做法

①将豆腐皮卷成袋状。

②小葱切成葱花。

③将纳豆和葱花、鲣鱼混匀。

④将③塞进①中并用牙签封口，放在平底锅内用小火烤至变色。

⑤将豆皮卷切成两半，装盘。

◎ 要点

可以多做一些冷冻起来，以后想吃的时

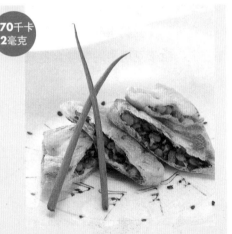

候只需拿出来烤烤即可。也可以放入韭菜、紫苏叶和秋葵，或者不用佐料改配一些去掉核的梅干，味道同样美。

豆腐

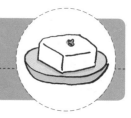

◉ 优质蛋白质来源，减肥佳品

在豆腐的原料——大豆中含有较丰富的亚油酸和亚麻酸，它们对人体很有益处。这两种脂肪酸在人体内无法合成，只能通过食物摄取，所以被称为"必需脂肪酸"。豆腐中还含有卵磷脂，卵磷脂的构成成分中也包括这两种必需脂肪酸。卵磷脂具有亲水性和亲油性，能让油分子在水中起到"乳化作用"，所以能让强力附着在血液中或者细胞壁上的胆固醇等脂质成分乳化，并将它们排出体外。

此外，豆腐的原料——大豆中的大豆皂甙可以预防脂肪在体内的堆积，有助于减肥。同时，大豆皂甙能够降低胆固醇和甘油三酯，有预防血栓形成的作用。豆腐中也含有与雌激素有着类似作用的大豆异黄酮，它可以降低胆固醇，预防骨质疏松及妇女更年期综合征。由于豆腐中的嘌呤含量较高，患有痛风的人不宜多吃。

相关阅读页➡P8、P44、P124

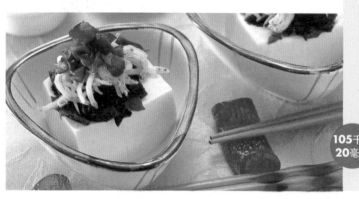

什锦凉豆腐

◎ **材料（2人份）**
绢豆腐………200克
海菜（干品）1克
紫苏酱茄子、小沙丁鱼干
…………各10克
浓味酱油…1大勺
芝麻油…1/2大勺

◎ **做法**
①将豆腐稍微去水，切成易食用大小。用水将海菜泡开。茄子切成小块。
②将海菜、小沙丁鱼干和茄子放在绢豆腐上，食用前浇上搅拌均匀的酱油和芝麻油。

◎ **要点**
用干制鲣鱼和小葱做配料也很好吃。还可以试着将各种食品组合在一起，味道更丰富，同时能减少调料的用量。

105千卡
20毫克

豌豆素菜汤

◎ 材料（2人份）

絹豆腐······················120克
油炸豆腐皮··················10克
豌豆·························20根
胡萝卜············20克（约1厘米长）
鲣鱼海带老汤················300毫升
浓味酱油·····················1小勺
盐··························少许

◎ 做法

①将豆腐去水备用。

②用热水烫一下豆腐皮去油，然后攥干切成小条。将豌豆择净切成两半，胡萝卜切成长方形薄片。

③锅热后倒入油，将②迅速炒一下，然后加入鲣鱼海带老汤、酱油煨一会儿。

④将豆腐切好放入锅中，加盐调味后盛入容器。

◎ 要点

在汤中加入牛蒡、萝卜、莲藕等蔬菜，可补充膳食纤维。也可以用泡香菇干的水取代鲣鱼海带老汤。

101千卡
0毫克

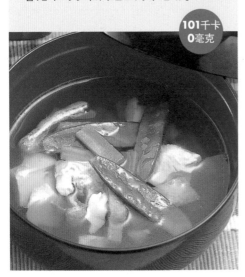

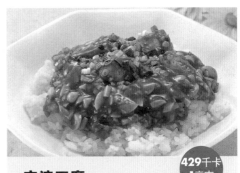

429千卡
1毫克

麻婆豆腐

◎ 材料（2人份）

米饭························300克
木绵豆腐····················160克
大豆（水煮）················100克
小葱···············20克（4根）
芝麻油······················1/2小勺
姜末、蒜末···············各1/4小勺
土豆淀粉····················1大勺
水························200毫升
豆瓣酱······················1大勺
甜面酱······················2大勺
番茄酱······················1小勺
浓味酱油、酒··············各2小勺

◎ 做法

①将豆腐去水，切成小块，大豆剁碎，小葱切成葱花。

②锅热后倒入油，放入姜末、蒜末、大豆翻炒，然后放水、豆瓣酱、甜面酱、番茄酱、酱油、酒、豆腐和葱花（放一半）。

③用中火炖5～6分钟，入味后加入用水溶开的土豆淀粉勾芡。

④在容器中盛好饭，浇上③，最后撒上剩下的葱花。

◎ 要点

此菜的关键在于用碎大豆取代肉馅。此外，菜中还可以加入切碎的洋葱或藕。

冻豆腐

◉ 蛋白质含量非常丰富的调脂食品

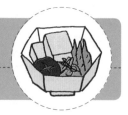

大豆蛋白有着能够在不影响高密度脂蛋白胆固醇（好胆固醇）的情况下，只降低低密度脂蛋白胆固醇（坏胆固醇）的作用，所以在食用的时候无需担心胆固醇的问题。

在各种大豆制品中，冻豆腐是把豆腐进行冷冻后再干燥而成的，其蛋白质含量破坏较少。

冻豆腐中的良性脂肪也非常丰富，能够帮助身体降低胆固醇的脂肪酸占了约八成。

冻豆腐与鲜豆腐一样，含有卵磷脂、大豆异黄酮及大豆皂甙，降胆固醇的效果较好。冻豆腐中还含有丰富的钙，在预防骨质疏松方面可以与大豆异黄酮发挥相辅相成的作用。

相关阅读页➡P6、P44、P52、P124

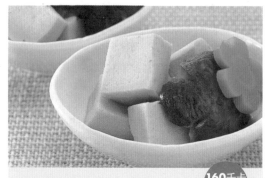

炖冻豆腐

160千卡
0毫克

◎ **材料（2人份）**

冻豆腐（干）⋯⋯⋯⋯40克（2大块）
胡萝卜⋯⋯⋯⋯6克（约5厘米长）
香菇干⋯⋯⋯⋯⋯⋯⋯⋯⋯⋯2个
泡香菇干的水、鲣鱼海带老汤⋯⋯⋯
⋯⋯⋯⋯⋯⋯⋯⋯⋯⋯各100毫升
砂糖、淡味酱油、料酒⋯⋯各1大勺
盐⋯⋯⋯⋯⋯⋯⋯⋯⋯⋯⋯1/2小勺

◎ **做法**

①将冻豆腐用水泡开，切成小块。将胡萝卜和泡开择净的香菇切成装饰块，泡香菇的水备用。

②在锅中加入泡香菇的水、鲣鱼海带老汤、砂糖、酱油、料酒和盐，用大火烧开。

③将①放入锅中，用小火煮20～30分钟。

④装盘。

◎ **要点**

冻豆腐的结构好像海绵，可以充分吸收汤汁，所以要注意调味不能太重。做这道菜的时候也可以加入其他蔬菜一起炖。

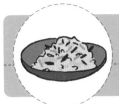

豆渣

◉ 能充分发挥大豆营养作用的健康食品

豆渣是豆腐加工过程中的附属产物。人们很早就开始食用豆渣，只是豆渣很难保存，大部分被扔掉了。此外，豆渣还常作为家畜的饲料。

豆渣中含有丰富的膳食纤维和钙。这些膳食纤维会吸附体内多余的胆固醇，并将它们排出体外。

豆渣中的营养比较均衡，不仅含有蛋白质和碳水化合物，还含有丰富的能够降低胆固醇的不饱和脂肪酸亚油酸和能够增强记忆力的卵磷脂。此外，通过豆渣还能摄取到大豆的其他有效成分，是非常难得的饮食佳品。

由于豆渣中的嘌呤含量很高，患有痛风的人不宜多吃。

相关阅读页➡P58、P124

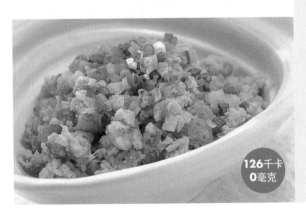

126千卡
0毫克

炒豆渣

◎ 材料（2人份）

豆渣 ·················60克
香菇干 ···············1个
魔芋 ················30克
油炸豆腐皮 ············5克
胡萝卜····20克（约1厘米长）
牛蒡 ······15克（约2厘米长）
小葱 ················适量
天妇罗渣 ·············5克
芝麻油 ············1/2大勺
泡香菇干的水、鲣鱼海带老汤
·················各100毫升
淡味酱油 ············1大勺
砂糖、料酒 ·········各2小勺

◎ 做法

①将泡开的香菇干、魔芋、豆腐皮、胡萝卜、牛蒡切成丁。

②将小葱切成葱花。

③锅内倒入油预热，先将①放入炒熟，然后放入泡香菇干的水、鲣鱼海带老汤、酱油、砂糖、料酒搅匀，最后倒入豆渣一起煮。

④待锅中的汤快煮干时加入天妇罗渣并关火，装盘后撒上葱花。

◎ 要点

也可以加入藕，想充分补充膳食纤维还可以加入平菇和杏鲍菇。

蘑菇

◉ 膳食纤维丰富且热量低

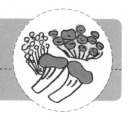

不管什么种类的蘑菇，其膳食纤维含量都很丰富。膳食纤维能够抑止肠内胆固醇的吸收，并将它们排出体外，因为能达到降低体内胆固醇水平的功效。蘑菇中所含的β葡聚糖是一种抗氧化物质，能够防止脂质过氧化。

不仅如此，蘑菇中还含有丰富的能够促进钙质吸收的维生素D。蘑菇中的维生素B$_2$可以促进脂肪的吸收与利用，起到"润滑油"的作用。

此外，在香菇中含有一种叫作利得宁的氨基酸，能够降低血液中胆固醇的含量。

相关阅读页➡P54、P58

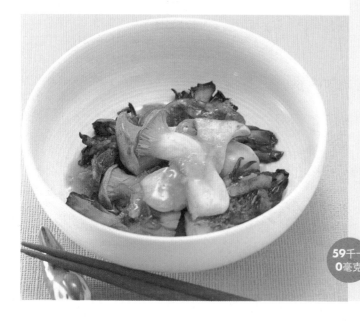

59千卡
0毫克

橘果酱扒蘑菇

◎ **材料（2人份）**

杏鲍菇·········100克
灰树花·········80克
盐 ···········少许
橘果酱·········2大勺
浓味酱油······1大勺

◎ **做法**

①将杏鲍菇从中间切成两半，灰树花掰成易入口的小块。

②将杏鲍菇和灰树花铺在平底锅内，撒盐盖锅盖蒸烤。

③烤熟后装盘，将橘果酱和酱油搅匀浇在上面。

◎ **要点**

如果想变换一下口味，可以把橘果酱换成其他水果酱，如果觉得太甜，可以改用新鲜水果。也可以用香菇、平菇、洋菇等其他蘑菇代替杏鲍菇。

豆腐排

◎ 材料（2人份）

木绵豆腐 ······················360克

面粉 ·····························1大勺

香菇、洋菇 ··················各1个

金针菇 ·························50克

浓味酱油 ······················1大勺

盐、胡椒粉 ··················各少许

菜籽油（或芝麻油）······1大勺

西兰花 ·························适量

◎ 做法

①豆腐沥干水分，裹上面粉。

②将香菇和洋菇择净，切成薄片，金针菇择净后切成两段。

③用平底锅把②炒一下，放入酱油、盐、胡椒粉调味。

④用另一个平底锅将菜籽油烧热，豆腐煎至略发黄色。

⑤将豆腐装盘，放入③并用西兰花装饰。

◎ 要点

也可以放入洋葱、胡萝卜、青椒、尖椒等蔬菜。

221千卡
0毫克

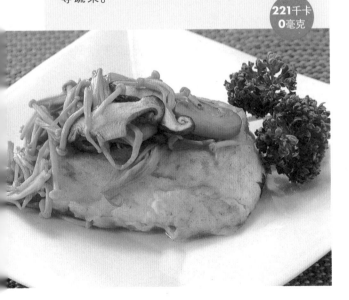

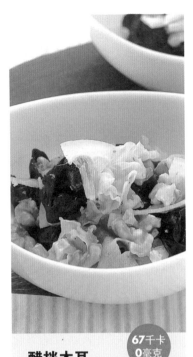

67千卡
0毫克

醋拌木耳

◎ 材料（2人份）

白木耳（干）········5克

黑木耳（干）········2克

核桃、柠檬·······各10克

砂糖、淡味酱油

······················各1大勺

苹果醋··············2大勺

◎ 做法

①将木耳用温水泡开。

②将核桃切成小块，柠檬切成薄片。

③在碗中倒入砂糖、酱油、苹果醋搅拌，然后放入①和②拌匀，装盘。

◎ 要点

微酸爽口的一道菜。核桃也可以用杏仁或者花生代替。

海藻

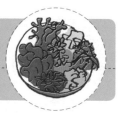

⦿ 水溶性膳食纤维较丰富，有很好的降胆固醇作用

海带、海苔、海菜、琼脂等各种海藻中富含人体所需的膳食纤维和矿物质，尤其是这些海藻中所含的藻酸和褐藻多糖硫酸酯等水溶性膳食纤维，有降低血糖和胆固醇的作用。

此外，海藻中的β-胡萝卜素和叶绿素等有很强的抗氧化作用，能够阻止胆固醇的氧化，让血液流通更顺畅。

不仅如此，海藻中还含有能维持血管柔软的锌。而且，海带中含有丰富的碘，它是甲状腺素的原材料，能够提高人的基础代谢，促进脂肪的燃烧。

由于海藻不易消化，所以不宜一次摄入过多，应每天吃一点。

海藻的热量很低，所以在减肥时也可以放心食用。

相关阅读页➡P4、P8、P56、P58

琼脂水果

◎ 材料（2人份）

草莓	6个
猕猴桃	1/2个
菠萝	2块
菠萝罐头糖浆	200毫升
琼脂	2克

◎ 做法

①将草莓切成瓣状，猕猴桃和菠萝均切成块。

②在锅内加入糖浆、琼脂，用小火将琼脂加热到融化。

③在果冻杯中放入①，然后注入②，放进冰箱冷冻凝固。

◎ 要点

因为琼脂几乎没有味道，所以可以与其他食物随意搭配。

81千卡
0毫克

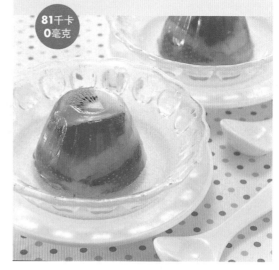

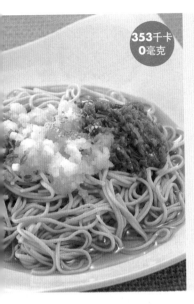

353千卡
0毫克

萝卜泥荞麦

◎ **材料（2人份）**

荞麦（干）············160克
裙带菜·················50克
萝卜·160克（约8厘米长）
小葱·········20克（4根）
白芝麻末 ·············少许
鲣鱼海带老汤······400毫升
浓味酱油、料酒···各2大勺

◎ **做法**

①将荞麦面煮熟捞出。
②将萝卜擦成泥，稍微去水。小葱切成葱花。

③锅内放入鲣鱼海带老汤、酱油和料酒煮一会儿。
④将①和②装盘，放入裙带菜，浇上③，最后撒上白芝麻末。

◎ **要点**

裙带菜中碘的含量很高。也可以把裙带菜换成海发菜、海带、海菜、海苔等。

羊栖菜春卷

238千卡
0毫克

◎ **材料（2人份）**

羊栖菜（干）·················2克
菠菜 ·········50克（1/6把）
洋葱 ·········50克（1/4个）
胡萝卜······10克（约1厘米长）
魔芋条·····················40克
水 ·························2大勺
春卷皮·········100克（4张）
蚝油 ······················1小勺
土豆淀粉···················1小勺
芝麻油····················1大勺
香菜 ·······················适量
浓味酱油···················3小勺
黄芥末 ·····················适量

◎ **做法**

①用水把羊栖菜泡开。菠菜切成小段，用微波炉加热30～60秒钟。洋葱、胡萝卜切丝，魔芋条切成容易入口大小。

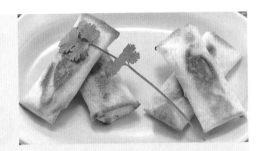

②锅内放入水和洋葱用小火翻炒，随后加入胡萝卜和魔芋条。炒熟后再放入羊栖菜和菠菜。
③加入酱油和蚝油煨一段时间。
④将锅内的食物用春卷皮包好，用水溶性的土豆淀粉封口，涂上芝麻油后用烤箱烤。
⑤烤至变色后取出，撒上香菜，蘸酱油和黄芥末食用。

◎ **要点**

如果采取煎炸的方式会导致热量增加，所以要涂上油来烤，但关键点是馅料要先炒熟。另外，也可以在馅里加入其他海藻或蘑菇。

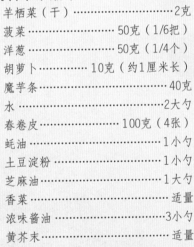

芝麻

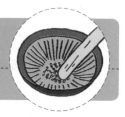

◉ 脂肪含量丰富却能降低胆固醇的健康食品

芝麻一向作为对身体有益的食品而广为人知。虽然芝麻中含有大量脂肪，但大多是能够降低胆固醇的不饱和脂肪酸——亚油酸和油酸。而且，芝麻中特有的芝麻素具有抗氧化功效，能够预防脂质氧化生成过氧化脂质。芝麻素的抗氧化能力很强，它能够与芝麻中的维生素E共同降低体内低密度脂蛋白胆固醇，增加高密度脂蛋白胆固醇。

由于芝麻的脂肪含量较高，吃多了会导致体内甘油三酯增加，故不宜多吃。

芝麻的皮比较硬，很难被消化吸收，而磨碎的芝麻或者芝麻酱则能更有效地吸收。

如果想把芝麻磨碎或者炒熟食用，应随吃随做，这样不但味道好，还能预防脂肪的氧化。

另外，黑芝麻和白芝麻的营养成分没有太大的区别。

相关阅读页➡P6、P44、P68

菜花黑芝麻沙拉

138千卡
0毫克

◎ 材料（2人份）

菜花 ······150克

黑芝麻末 ······2大勺

黑芝麻糊、浓味酱油、芝麻油 ······各2小勺

盐、胡椒粉 ······各少许

意大利香芹 ······适量

◎ 做法

①将菜花掰成小块焯熟。

②将黑芝麻末、黑芝麻糊、酱油、芝麻油、盐、胡椒粉放入捣蒜器中充分混合。

③将菜花与②拌匀，装盘，撒上香芹即可。

◎ 要点

相对于白芝麻末和白芝麻糊，黑芝麻与菜花更能形成颜色上的对比，从外观上更吸引人。也可用西兰花代替菜花。

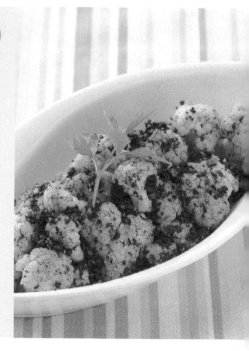

韩式煎饼

◎ 材料（2人份）

韭菜	50克
泡菜	30克
面粉	50克
白芝麻末	1小勺
水	80毫升
小葱	适量
芝麻油	1大勺

ⓐ
- 酒 ·········· 2大勺
- 醋、浓味酱油 ·········· 各1大勺
- 芝麻油 ·········· 1小勺
- 七味辣椒粉 ·········· 少许
- 白芝麻末 ·········· 适量

◎ 做法

①将韭菜切成4～5厘米长，泡菜剁碎。

②在碗中放入面粉、白芝麻末，加水搅拌，然后加入①进一步搅拌。

③小葱切成葱花，与ⓐ混合。

④锅烧热放入芝麻油，倒入②摊成小饼，用小火两面煎熟。

⑤装盘再配上③食用。

◎ 要点

蔬菜和豆类中不含胆固醇，可以适量添加一些。另外，也可以加入年糕或者面筋来体验不同的口感。

217千卡
0毫克

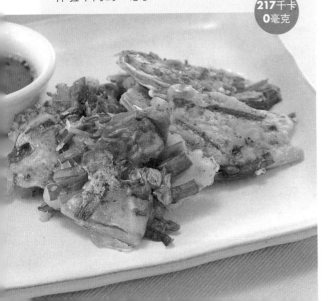

粉丝芝麻沙拉

◎ 材料（2人份）

粉丝（干）	40克
紫苏叶	10片
白芝麻末、豆浆·各4大勺	
砂糖、白芝麻糊·各2小勺	
盐	少许

◎ 做法

①将粉丝用热水泡开，切成适宜长度，紫苏叶切成丝。

②将白芝麻末、豆浆、砂糖、白芝麻糊充分混合。

③将①和②拌匀，装盘。

◎ 要点

芝麻的脂肪含量较高，太多容易增加热量。可以减少一些粉丝的量，放入胡萝卜、洋葱、豆芽等蔬菜来控制总热量。

244千卡
0毫克

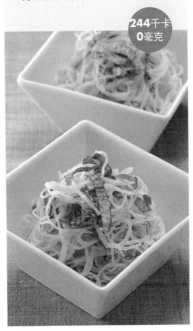

橄榄油

◉ 能够降低坏胆固醇的食用油

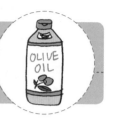

橄榄油是用橄榄压榨而成，不但含有具有高抗氧化能力的维生素A、维生素E，还含有不饱和脂肪酸——油酸。

油酸与其他脂肪酸相比，有着不易氧化的性质，它能够在不影响高密度脂蛋白胆固醇的情况下，降低血液中的低密度脂蛋白含量。

不仅如此，橄榄油还有促进肠蠕动，预防和改善便秘的功效。

橄榄油有许多种类，直接从橄榄果实中压榨出来的油脂叫作初榨橄榄油，可以生吃。精炼橄榄油是将初榨橄榄油精炼后得到的橄榄油，不能直接食用，需加热后才能食用。

虽然橄榄油具有降低坏胆固醇的功效，但它毕竟是油，所含热量较高，故不宜多吃。

相关阅读页➡P6、P44、P68

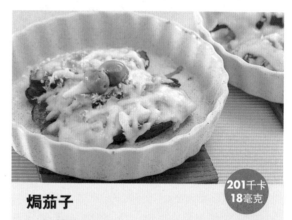

201千卡
18毫克

焗茄子

◎ 材料（2人份）

茄子	200克（2个）
橄榄（水煮）	4个
橄榄油	2小勺
盐、胡椒粉	各少许
番茄酱	200毫升
面包粉	4大勺
奶酪（可融型）	40克

◎ 做法

①将茄子切成约1厘米厚的片，用平底锅稍烤一下。将橄榄的水分晾干。

②在耐热的容器中涂上一层橄榄油，放入茄子，均匀撒上盐、胡椒粉、番茄酱和面包粉。

③放入奶酪和橄榄，用烤箱烤20分钟左右。

◎ 要点

茄子皮等颜色较深的蔬菜中含有丰富的多酚，有很强的抗氧化作用。也可以用青椒、菠菜等蔬菜代替茄子。

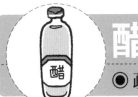

醋

◉ 疏通血流，有效缓解疲劳

大家都知道醋在杀菌和保鲜方面的功效，这是醋中多种酸味成分（有机酸）所起的作用，其中尤其值得关注的是柠檬酸和醋酸。

醋中的柠檬酸具有促进钙等矿物质吸收的作用。柠檬酸与米饭或面包等碳水化合物一同食用时，能帮助碳水化合物转换为能量，对消除疲劳有很好的效果。

醋中的醋酸可以促进脂肪和碳水化合物的新陈代谢，让血流更加通畅，能有效预防和改善动脉硬化与脂质代谢异常。

此外，醋还有能保持蔬菜的色泽等功效。

相关阅读页➡P8、P56

豆腐皮寿司

◎ 材料（2人份）

米饭	300克
油炸豆腐皮	30克（3个）
鲑鱼	20克
紫苏叶	2片
鲣鱼海带老汤	75毫升
砂糖、料酒	各2小勺
淡味酱油	1大勺
酒	1小勺
醋	2小勺
砂糖	1大勺
盐	1小勺
柚子果汁	1/2小勺
柚子皮	适量

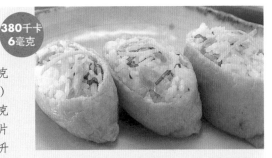

380千卡
6毫克

◎ 做法

①将豆腐皮切成两半，用热水过一遍，去油。

②将鲑鱼烤熟分成小块，紫苏叶切丝。

③在锅中放入豆腐皮、鲣鱼海带老汤、砂糖、料酒、酱油和水，煮熟后放凉，将豆腐皮卷成袋装。

④将醋、砂糖、盐、柚子果汁放入锅中煮开，做成寿司醋，然后与米饭均匀混合。

⑤将④和②混合在一起，用③包起来，加上柚子皮做装饰。

◎ 要点

豆腐皮寿司与其他寿司的不同之处在于不加入动物性食物也很好吃。如果将鲑鱼换成芝麻或羊栖菜，可大大减少胆固醇的摄入。

肉类

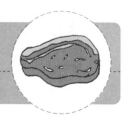

◉巧妙吃肉可减少脂肪的摄入

肉是一种优质蛋白质，是人体健康不可或缺的物质。同时，肉类也是B族维生素和铁等矿物质的补给来源，这些营养素靠植物性食物很难补给，所以说完全不吃肉是不可取的。

那么，如何吃肉才能维持理想的营养平衡呢？下面介绍三种方法：

①选择脂肪较少的部分

鸡肉宜选择脂肪较少的鸡胸脯肉。猪肉或牛肉尽量不选择五花肉，而选用腿部或里脊肉。

②去除多余脂肪

将鸡肉去皮，切掉猪里脊上的肥肉，猪五花肉或者牛肉先用水焯一下，这些方法都可以去除多余的脂肪。

③减少肉的摄入量

做菜时可以用面筋代替肉，或者多放些蔬菜，以减少肉的摄入量。

相关阅读页➡P52、P54、P64、P66

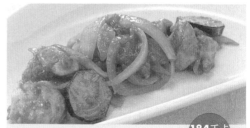

西红柿炖鸡肉

184千卡
43毫克

◎ **材料（2人份）**

鸡大腿 ························120克
洋葱 ················100克（1/2个）
西葫芦 ············40克（3厘米长）
面粉 ···························1小勺
橄榄油 ·························1大勺
水煮西红柿（罐头）50克（1/4罐）
番茄酱、水 ···············各2大勺
红葡萄酒 ·····················1大勺
盐、胡椒粉 ···············各少许

◎ **做法**

①将鸡大腿去皮切成小块，裹上面粉。洋葱切成细长条，西葫芦切成圆片。

②锅内放入橄榄油，烧热后倒入①翻炒一下。

③炒熟后加入西红柿、番茄酱、水、红葡萄酒煨一会儿，再放入盐、胡椒粉调味，装盘。

◎ **要点**

去鸡肉皮时将菜刀卡在皮与肉之间，然后拉着皮，就能干净利落地把皮去掉。

炸鸡块

◎ 材料（2人份）

鸡大腿、生面筋 ············· 各160克

生菜 ·························· 60克（1棵）

土豆淀粉、水 ················ 各1大勺

面粉 ····························· 3大勺

菜籽油 ··························· 2大勺

浓味酱油、料酒 ············· 各2大勺

砂糖 ····························· 1大勺

生姜末 ··························· 1小勺

◎ 做法

①鸡大腿肉去皮，切成8块，每块再切一个深口。将生面筋切成8块。

②用水把土豆淀粉调成糊，涂在肉的切口上，并把生面筋包进去，然后在外层裹上面粉。

③在锅中倒入菜籽油烧热。

④将酱油、料酒、砂糖、生姜末放一起调好，待肉熟后倒入，让鸡块入味。

⑤在容器中铺好生菜，把④装盘。

◎ 要点

面筋多用于素食料理中来替代肉，其口感与肉接近，不管从外观还是味道上，都能使人满足。

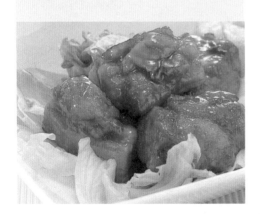

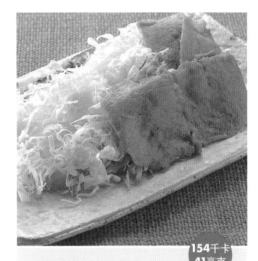

生姜红烧肉

◎ 材料（2人份）

猪腿肉（切片） ········ 15克（8片）

菠萝（罐头） ···················· 1瓶

圆白菜 ················ 100克（约2片）

生姜粉 ························· 1/2小勺

酒 ······························· 2大勺

浓味酱油、菠萝罐头浆 ······ 各1大勺

料酒 ····························· 1小勺

◎ 做法

①将肉上的肥肉去掉。菠萝切成大小相等的8块。

②将圆白菜切成丝。

③将生姜粉、酒、酱油、菠萝罐头浆、料酒等调料调匀。

④在平底锅中加入①和③，用中火烧至汤汁收干。

⑤先将圆白菜丝装盘，然后放入④。

◎ 要点

将肉切成薄片，视觉上增加了肉的量，能提升人的满足感。装盘的时候利用圆白菜，也可以让整体看起来更丰富一些。

海鲜

◉ 常吃鱼可预防高血压和心脑血管病

　　海鲜的脂肪中含有二十碳五烯酸和二十二碳六烯酸等，它们能降低血液中的甘油三酯和低密度脂蛋白胆固醇，增加高密度脂蛋白胆固醇，青鱼中这些营养元素的含量尤为丰富。

　　在鱼背发黑的部位，以及墨鱼、章鱼、贝类中含有丰富的牛磺酸，它是能降低体内低密度脂蛋白的功能性成分。此外，牛磺酸还能提升身体各器官的功能，对预防各种疾病都有帮助。

　　经常吃鱼的地区，其居民高血压、心脑血管疾病的发生率比较低，这与鱼中所含不饱和脂肪酸和牛磺酸有关。

　　沙丁鱼、鲭鱼、竹荚鱼、秋刀鱼等青鱼中含有大量不饱和脂肪酸。不过，这些鱼的内脏中胆固醇含量很高，所以在烹调的时候应该去掉。

　　海胆、鱼子、明太鱼子以及墨鱼等的胆固醇含量很高，不宜多吃。

　　还有一点，鱼类所含的脂肪酸很容易氧化，所以最好吃新鲜的。

相关阅读页➡P6、P30、P44

香草烤竹荚鱼

176千卡
54毫克

◎ 材料（2人份）

竹荚鱼（剔除内脏）……70克（2条）
洋葱 ……………………80克（1/2个）
小西红柿 ……………………………2个
柠檬 ……………………20克（1/4个）
橄榄油 ……………………………1大勺
迷迭香（干） ……………………适量
白葡萄酒 …………………………1大勺
大蒜泥 …………………………1/2小勺
盐 …………………………………少许
香叶 ………………………………1片

◎ 做法

　　①将洋葱切成半圆形，小西红柿用牙签扎几个洞，柠檬切成瓣状。

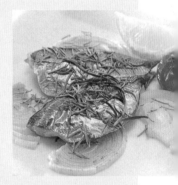

　　②将白葡萄酒、大蒜泥、盐、香叶放一起调匀，然后放入竹荚鱼，泡30分钟。

　　③在②上涂上橄榄油，撒上迷迭香，与洋葱、小西红柿一起放入烤箱烤15分钟左右。

　　④装盘并配上柠檬。

◎ 要点

　　增加菜的香味不但能让人有满足感，还能控制盐的用量。

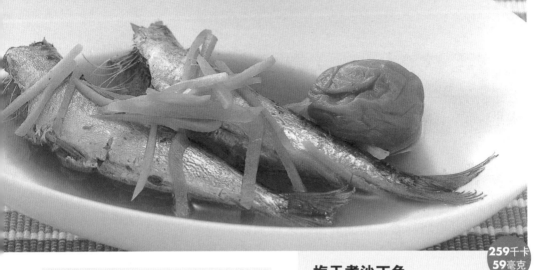

梅干煮沙丁鱼

◎ 材料（2人份）

沙丁鱼·················40克（4条）
生姜························15克
醋·························1小勺
梅干························2个
浓味酱油······················2小勺
砂糖························2小勺
料酒························1小勺
酒·······················50毫升

◎ 做法

①将沙丁鱼的头和内脏去掉，生姜切成丝。

②将沙丁鱼放入锅内，加水和醋到没过沙丁鱼的位置。开火煮熟，然后去掉多余的汤，加入梅干再煮15分钟。

③加入酱油、砂糖、料酒、酒和姜丝后盖上锅盖，用小火将鱼煨到汤汁收干。

④装盘。

◎ 要点

鱼的内脏中含胆固醇较多，所以要去掉。在鱼皮与鱼肉连接的部位含二十碳五烯酸和二十二碳六烯酸较多，故应连皮一起吃。小沙丁鱼连骨头一起吃，可以达到很好的补钙效果。

墨鱼煮芋头

◎ 材料（2人份）

墨鱼（腹部）··················40克
芋头··············140克（4小个）
豌豆·························4个
鲣鱼海带老汤·················4大勺
淡味酱油······················1大勺
砂糖、料酒···················各2小勺

◎ 做法

①将墨鱼切成圈，芋头削皮并切成片，豌豆掐掉两端并切成两段。

②在锅中加入芋头、鲣鱼海带老汤、酱油、砂糖、料酒，用小火煮。

③芋头煮软后放入墨鱼圈和豌豆煮熟为止。

◎ 要点

在装盘的时候，可以将墨鱼摆在最上面，这样既可以增加食欲，又可以使菜品诱人。

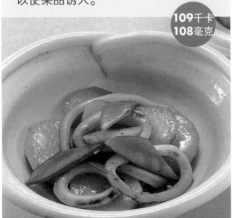

鸡蛋

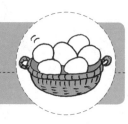

◉ 胆固醇高的人应加以限制

鸡蛋不仅含有优质的蛋白质，还含有维生素C等多种营养素，但是鸡蛋中胆固醇的含量较高，所以血脂异常、胆固醇高的人应加以限制。

比较大的鸡蛋一个就含有约350毫克的胆固醇。再考虑到从其他食物中摄入的胆固醇，因此胆固醇偏高的人宜少吃，高胆固醇血症患者吃鸡蛋应控制在每周一到两个较好。

在煎炸食物时，不妨用豆腐来代替鸡蛋，这样也可以减少胆固醇的摄入。

鸡蛋所含的胆固醇大多在蛋黄中，所以应减少用蛋黄的菜式，尽量吃鸡蛋白。

相关阅读页➡P40

煎蛋卷

◎ **材料（2人份）**

鸡蛋 ·····················1个
木绵豆腐 ·············100克
盐、海带茶、姜黄
·······················各少许
萝卜·····60克（3厘米长）
芝麻油 ·················1小勺
浓味酱油 ·········1/2小勺
紫苏叶·················2片

◎ **做法**

①将鸡蛋、去水的豆腐和盐、海带茶、姜黄放入搅拌机中搅匀。

②将萝卜磨成泥并挤掉水分。

③在锅内倒入芝麻油，然后倒入①煎成鸡蛋卷。

④将煎好的鸡蛋卷整齐地切好，码放在铺好紫苏叶的容器上，并配以萝卜泥和酱油。

◎ **要点**

可以多加一些豆腐，这样蛋卷的味道也不会受到影响。由于豆腐做成的蛋卷颜色有些浅，可用姜黄来增添颜色。

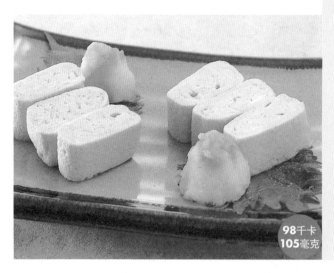

98千卡
105毫克

蛋包土豆

◎ 材料（2人份）

鸡蛋 ·········· 1个
土豆 ··········200克（2个）
洋葱 ·········· 50克（1/4个）
盐、胡椒粉 ·········· 各少许
橄榄油 ·········· 2小勺
意大利香芹 ·········· 适量

◎ 做法

①将鸡蛋打碎。

②将土豆切成半圆形薄片，用水冲洗后沥干水分。洋葱切丝。

③用小火翻炒土豆和洋葱，加盐、胡椒粉调味后起锅。

④锅内倒入橄榄油，油热后放入土豆和洋葱，然后把鸡蛋浇到上面。

⑤将鸡蛋摊成饼状后翻个继续煎，煎熟后撒上香芹做装饰。

◎ 要点

不必用鸡蛋把土豆和洋葱全都包起来，也可以让它们露在外面。

160千卡
105毫克

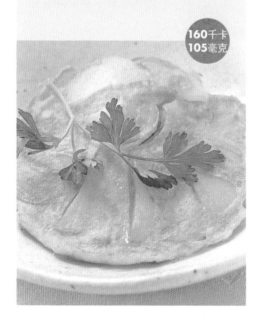

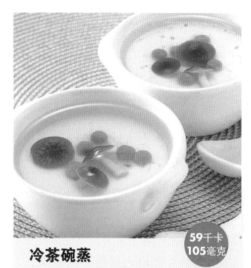

59千卡
105毫克

冷茶碗蒸

◎ 材料（2人份）

鸡蛋 ·········· 1个

ⓐ ┌ 鲣鱼海带老汤 ·········· 200毫升
　 │ 淡味酱油、料酒 ·········· 各1/2小勺
　 └ 盐 ·········· 少许

平菇 ·········· 10克
四季豆 ·········· 5克

ⓑ ┌ 鲣鱼海带老汤 ·········· 200毫升
　 │ 盐 ·········· 少许
　 └ 明胶 ·········· 5克

◎ 做法

①将鸡蛋与ⓐ组食物混合在一起，注意不要让鸡蛋有气泡，然后将这些混合物注入容器中，用水蒸5~10分钟。

②将择好的平菇和四季豆焯熟。

③在锅内加入ⓑ组食物，让明胶融化。

④将平菇和四季豆放入①中，然后把熬好的③倒入，放入冷藏柜冷却。

◎ 要点

也可以在汤中加入甜椒、西红柿、黄瓜等可以生吃的蔬菜。

牛奶、乳制品

◉ 避免食用脂肪含量较高的乳制品

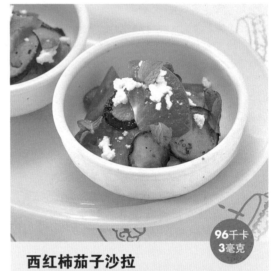

钙是人体不可或缺的一种营养素，其优秀的补给源便是牛奶和牛奶制成的乳制品。如果完全不摄入含钙食品，就会造成人体必需营养素摄取不足。

由于牛奶和乳制品中含有大量胆固醇和脂肪，摄入过多容易引起血脂异常或肥胖。另外，研究显示，长期过量食用奶酪也有可能是导致大肠癌和乳腺癌的一个因素。因此，平时应尽量选择脂肪含量较低的牛奶或乳制品，比如喝低脂奶或脱脂奶，少吃奶油或干酪。

此外，黄油和生奶油的脂肪含量很高，尽量少吃或不吃。

相关阅读页➡P42

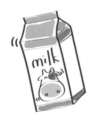

96千卡
3毫克

西红柿茄子沙拉

◎ **材料（2人份）**

西红柿 ·············· 150克（1个）
茄子 ················ 100克（1个）
盐、胡椒粉 ·················· 适量
橄榄油 ······················ 1大勺
苹果醋、干酪 ·············· 各1大勺
薄荷 ························· 适量

◎ **做法**

①将西红柿切成瓣状。

②茄子切成片，撒上少许盐、胡椒粉后用橄榄油煎烤。

③在碗中放入苹果醋、干酪调匀，然后倒入①和②拌匀，用盐和胡椒粉调味。

④装盘，撒上薄荷叶。

◎ **要点**

干酪中含有一定的脂肪，应控制使用量。

奶油炖菜

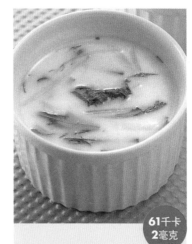

259千卡
29毫克

◎ 材料（2人份）

鸡肉 ·· 80克

洋葱 ·································· 100克（1/2个）

胡萝卜 ···················· 60克（约4厘米长）

土豆 ································ 100克（1个）

西兰花 ······················ 100克（1/4个）

菜籽油（或橄榄油） ···················· 1大勺半

面粉 ··· 3大勺

多香果（粉末） ······························· 适量

盐、胡椒粉 ···································· 各少许

◎ 做法

①将鸡肉、洋葱、胡萝卜、土豆切成小块。

②将西兰花掰成小块。

③锅中倒入菜籽油，用小火加热。然后放入面粉，用木勺搅拌，炒至黏稠。

④将锅从火上取下，利用余热，一边缓缓加水一边搅匀。

⑤在锅中加入①和多香果，然后用中火加热。

⑥烧开后倒入西兰花，用小火煮到蔬菜变软为止，最后放入盐和胡椒粉调味。

◎ 要点

市面上买的牛奶汤中含有较多的牛奶、黄油。如果自己动手制作，就可以不用牛奶和乳制品，也能做出有味道的奶油炖菜来。

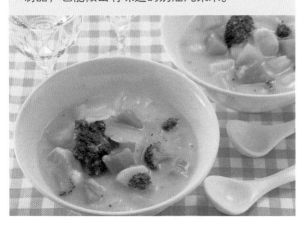

61千卡
2毫克

牛奶浓汤

◎ 材料（2人份）

芜菁 ······················ 20克

洋葱 ······ 50克（1/4个）

橄榄油 ················ 1小勺

水 ···················· 300毫升

脱脂奶 ················ 2大勺

盐、胡椒粉 ······ 各少许

◎ 做法

①将芜菁切成小段，洋葱切成薄片。

②在锅中倒入橄榄油，放入洋葱翻炒。

③加水和脱脂奶，用盐和胡椒粉调味。

④加入芜菁，煮开后倒入容器中。

◎ 要点

使用脂肪含量较少的脱脂奶而不是牛奶。为了使汤更加芳香醇厚，因而加入橄榄油炒过的洋葱。另外，也可以将芜菁换成油菜或菠菜。

餐后吃点甜点，人会觉得很满足。然而用大量奶油和鸡蛋做成的蛋糕、泡芙和布丁等，其胆固醇含量很高，而且这些甜点中还使用了大量蔗糖。蔗糖虽然在人体内会被分解成葡萄糖，转化成能量，但多余的部分就会转变成甘油三酯。人每天摄取蔗糖的量应该控制在10～20克。很多甜点中蔗糖的含量较高，以香草冰激凌为例，1杯（120毫升）中就含有约20克的蔗糖。

对于喜爱甜食的人来说，完全不吃甜点是件痛苦的事，甚至会带来心理压力，可以适量控制食用的量。

此外，还应尽可能选择低热量、动物性脂肪含量较少的甜点。可以适量食用酸奶、琼脂等原料制成的甜点。

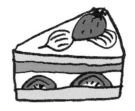

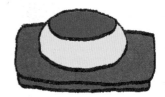

第**4**章

调血脂的
生活方式

通过改善生活方式，如合理地运动，有效地睡眠，戒烟，以及采用一些简单的中医自我疗法，可以使体内胆固醇水平得到控制。

运动

运动有助于调节血脂
◉饮食疗法与运动疗法结合使用更有效

想健康长寿就要多运动

现在很多人都有运动不足的倾向，尤其是人过中年之后，由于各种原因运动的机会更少。

除重体力劳动者外，多数人由于运动不足，每天消耗的能量比摄入的能量多，而剩余的能量就会转化为脂肪聚积在体内，从而导致患动脉硬化或糖尿病等慢性病的概率增加。

虽然减少进食可以使能量的摄入与消耗接近平衡，但靠运动来增加能量的消耗才是最重要的。

此外，运动还可以缓解精神压力，促进血液循环，也有驱寒和消除落枕的功效。研究表明，有运动习惯的人相对比较长寿。

运动疗法与饮食疗法结合调脂更有效

运动可以消耗体内的葡萄糖，进而消耗甘油三酯和低密度脂蛋白胆固醇（坏胆固醇），其结果是，增加高密度脂蛋白胆固醇（好胆固醇）的比例。

在高脂血症的治疗和预防方面，运动疗法是不可或缺的。如果将运动疗法与饮食疗法结合起来，调脂效果会更加明显。

虽然进行长期、持续性的运动有利于调节血脂，但不要一下子进行过于剧烈的运动。运动强度以运动的同时还能与旁边的人聊天为宜，建议每次运动30～40分钟，每周至少运动3～5次。

相关阅读页➡ P6、P14、P32

运动的20项好处

- 增加高密度脂蛋白胆固醇
- 降低甘油三酯
- 降低血糖
- 降低血压
- 预防动脉硬化
- 预防心肌梗死
- 预防脑卒中
- 预防和消除肥胖
- 增加骨密度
- 提高免疫力
- 促进血液循环
- 增强心肺功能
- 去除体内的代谢产物
- 增加体力（耐力）
- 改善寒证
- 缓解落枕、腰痛
- 增强肌肉力量
- 预防老年卧病在床
- 让心情变好
- 缓解心理压力

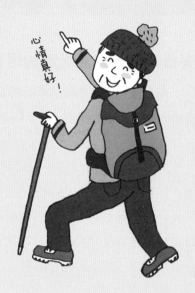

心情真好！

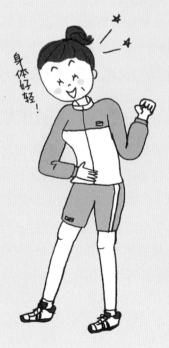

身体好轻！

有氧运动对身体更有益

◉ 血脂异常的人更适合做有氧运动

有氧运动与无氧运动的区别

要想通过运动来预防或改善血脂异常，最有效的方法就是进行有氧运动。有氧运动和无氧运动的区别就在于运动时肌肉收缩的能量来自有氧代谢还是无氧代谢。

● 有氧运动

有氧运动是持续一定的时间且人体在氧气充分供应的情况下进行的体育锻炼，能更好地消耗体内多余的热量。常见的有氧运动包括散步、慢跑、游泳、健美操、瑜伽等。有氧运动持续时间比较长，肌肉不容易产生疲劳物质乳酸。运动时身体的能源主要是糖原和葡萄糖等糖分，当血液中的这些成分被消耗完后，就会动用甘油三酯作为补充能源。

● 无氧运动

无氧运动是指肌肉在"缺氧"的状态下，靠瞬间发力来完成的运动，哑铃、仰卧起坐、俯卧撑等都属于无氧运动。无氧运动持续时间较短，容易在体内蓄积乳酸等疲劳物质。能量源主要靠消耗肌肉中的糖原等糖分。

运动20分钟左右开始燃烧脂肪

要想改善血液中的胆固醇水平，可以通过做有氧运动来实现。通过做有氧运动，能够促进血液循环并使新陈代谢更加活跃。其结果就是使血液中的甘油三酯和低密度脂蛋白胆固醇被分解，高密度脂蛋白胆固醇增加。

不过，在做有氧运动时，甘油三酯并不是立刻作为能源被消耗掉。脂肪是阶段性地转化为能源的，所以强度不大的运动比如小步慢跑，要持续20分钟左右才开始消耗甘油三酯。

相关阅读页➡P14、P18

有氧运动

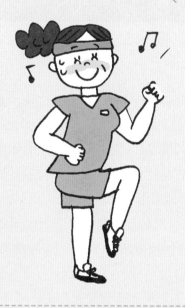

特征
在氧气充分供应下进行，肌肉不易产生乳酸等疲劳物质。

能量源
起初消耗血液中的糖分，15～20分钟后开始消耗脂肪。

运动举例
散步、慢跑、骑自行车、游泳。

功效
燃烧体内的脂肪，促进血液循环，改善血液中的胆固醇水平，增强耐力。

无氧运动

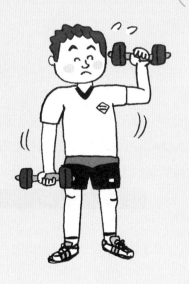

特征
肌肉在"缺氧"的状态下，靠瞬间的力量来完成。

能量源
主要消耗肌肉中的糖分等，几乎不消耗脂肪。

运动举例
运动器材训练、举重、俯卧撑。

功效
锻炼肌肉，增加代谢量。

远离运动不足

◉运动从步行开始

步行是最好的运动

能够轻松开始的有氧运动包括步行、慢跑和骑自行车等，这些运动即便一个人也能坚持下去。此外，游泳、水中步行和做广播体操也是不错的选择。

值得推荐的是步行，它既不需要特殊的道具和场所，也不需要什么技巧。也许有人对步行的效果抱有疑问，实际上步行会让全身动起来，使全身的肌肉得到锻炼，而且还能提高心肺功能，让大脑更好地工作。

步行所消耗的能量存在着个体差异。一般情况下，以每分钟60米的速度行走，1分钟能消耗3千卡热量；如果以每分钟100米的速度快走，1分钟能消耗4千卡热量。

步行的时间以每天走30~50分钟为宜，如果做不到每天都走，可以每周走3次，每次走90~150分钟。为了达到有效燃烧脂肪的作用，运动强度应以轻度呼吸急促和轻微出汗为宜。

晚饭后1小时运动最合适

运动贵在坚持。只要时间和条件允许，都可以进行运动。但在一天之中运动效率最佳的时段进行锻炼可达到更好的效果。

晚饭后1~2小时是最适合运动的。此时是胃中的食物被转化为能量的时期，也是甘油三酯和胆固醇最容易在体内蓄积的时刻。通过运动可减少甘油三酯和胆固醇聚积。另外，在晚饭后运动，不但能消耗摄取的能量，还能睡得更香。

相关阅读页➜P14、P16、P150

挑战快步走

高效步行法

　　放松背部和肩膀，挥动手臂精神抖擞地迈步走吧！

　　不要迷迷糊糊、拖拖踏踏地走，要一边观察周围情况，一边快步行走，这样不但可以让心情变好，还能缓解压力。

- 抬起头
- 背部放松
- 上体前倾，提臀
- 大幅挥臂
- 抬脚时先抬脚跟后抬脚尖
- 落脚时先落脚跟
- 迈大步

注重补水

　　人出汗后血液就会变稠，容易形成血栓，所以要注意及时补水。最好不喝含糖分较多的运动饮料，推荐喝水或者茶。

服装和鞋也很重要

　　人在行走一段时间后，体温就会上升，所以最好穿透气性较好，而且宽松的服装，鞋也应选择柔软舒适的。

- 合脚的运动鞋
- 易吸汗、保暖的运动服

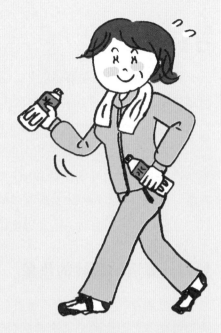

行走时不妨带两瓶水，不但能解渴，还能代替哑铃。

充分享受行走的乐趣

　　制定几个适合自己的行走计划，比如"环公园的绿色带步行60分钟"或者"沿花坛附近行走30分钟"等。这样不但可以每天根据心情和时间来变换不同的景色，享受行走带来的快乐，还能养成长期行走的习惯。

如何把握运动的度和量

◉ 了解适合自己的运动量和运动类型

运动要适度

我们经常说"运动要适度"，可是什么程度才是适度呢？运动适度就是最少持续20分钟，并且每分钟的脉搏搏动次数为：（220—年龄）×（60% ~ 80%）。

当人进行运动时作为能源首先消耗的是糖分，其次是脂肪。开始做有氧运动时，最先是血液中的糖分被作为能源消耗掉，运动持续10分钟以上，才开始消耗脂肪，20分钟之后开始消耗甘油三酯。所以要想降血脂，减少血液中的甘油三酯含量，运动30 ~ 60分钟才是最有效的。

尽量减少剧烈运动，运动程度以呼吸轻度急促为宜。

如何计算运动消耗的热量

通过运动消耗的热量，成年人以每天消耗150千卡，每周1050千卡比较合适。可以每天都运动，每次消耗150千卡的热量，也可以每周运动3次，每次消耗350千卡的热量。

那么每次运动消耗的热量如何计算呢？有种叫作代谢当量（METS）的方法可以帮您计算，具体算法详见下页。

您可以根据自己每天摄取的热量，参考上述运动热量消耗计算法，有目标地计划运动的时间和种类。

相关阅读页➜P14、P32

计算不同运动项目的热量消耗

代谢当量（METS）法是一种将运动中的能量消耗数值化，并计算出消耗热量的方法（美国运动医学会）。

$$\begin{array}{c}消耗热量\\（千卡）\end{array} = \begin{array}{c}体重\\（千克）\end{array} \times \begin{array}{c}运动时间\\（小时）\end{array} \times \begin{array}{c}METS\\参数\end{array}$$

比如体重63千克的男性，以较快的速度走90分钟，其消耗的热量就是：

体重　　　　　运动时间　　快速走的METS参数

$$\begin{array}{c}63\\（千克）\end{array} \times \begin{array}{c}1.5\\（小时）\end{array} \times 5 = \begin{array}{c}472.5\\（千卡）\end{array}$$

通过计算，这位男性快步运动消耗的热量是472.5千卡。

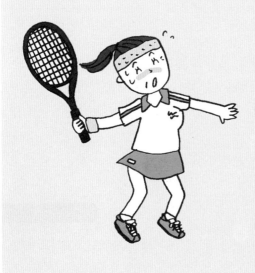

不同运动项目的METS参数

缓慢步行	2～3
打保龄球	2～4
打乒乓球	3～5
跳交谊舞	3～7
远足	3～7
打高尔夫球	3～7
打篮球	3～12
游泳	4～8
打羽毛球	4～9
打网球	4～9
跳健美操	4～10
骑自行车（15千米/小时）	5～6
快速步行	5～7
登山	5～10
踢足球	5～12
慢跑（10千米/小时）	11

从改变生活习惯做起

◎运动要长期坚持才能见效

从改变生活习惯做起

有氧运动不一定人人都能做到，或者由于某些原因无法坚持下去，不过这也无需担心，只要能有效地消耗热量就可以了。

可以在通勤或者工作的途中养成快步走路的习惯，购物的时候不开车而是骑自行车，不乘电梯或扶梯改走楼梯等。还可以在下班回家的时候绕路去公园或者绿地附近走一走，既是一种享受，又得到了锻炼。

在电车或者公交车上，站立和坐着效果也不同。如果站立时将脚尖踮起，消耗热量的效果更明显。

做家务也能增加运动量，打扫卫生的时候用抹布上上下下擦一圈儿，也是相当可观的运动量。

此外，也可以做一些无氧运动，通过锻炼肌肉，代谢量也会增加，而且可以自己在家里进行这方面的运动。

坚持持久才有意义

运动的效果往往不是立竿见影的，从开始运动到见效，需要一定的时间。虽然存在着个体差异，不过通常坚持运动3个月左右，体内高密度脂蛋白胆固醇就会增加。重要的是要相信运动一定会有效果，并且坚持下去。而坚持下去的秘诀就在于带着快乐的心情去运动。

在运动的同时，你还会发现一些意想不到的乐趣，比如身体变得轻盈了，睡觉更香了，心情更好了。

相关阅读页➡P150

以自身体重为负荷的肌肉训练

下蹲

能够锻炼大腿、小腿以及臀部和腹部的肌肉。站立，两脚与双肩同宽，然后缓缓下蹲，蹲到能承受的最低点，再开始缓缓站立，重复20～30次，习惯之后可以增加次数。

伸展髋部

两手扶在稳固的物体上，保持身体平衡，同时将一条腿抬起来并向后伸展，此法可锻炼臀部肌肉。可以在洗衣服的时候扶着洗衣机进行运动，或者在做家务的间歇进行运动。以每天做20～30次为宜。

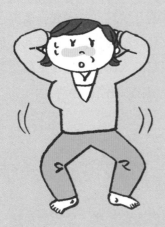 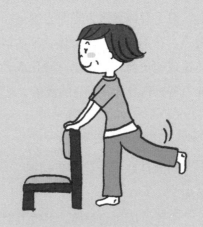

要点 理想的肌肉训练应该每天进行，如果做不到，可以两天一次。

运动的关键在于掌握正确的姿势和合理的呼吸。尽量做一些缓和的运动，运动时意识要集中在运动的肌肉上。

改变日常行为吧

不依赖电梯！

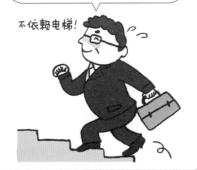

运动中应注意的问题

◉ 不要勉强或超负荷运动

运动前应了解自己的身体状况

虽然运动有益于健康，但对于患者来说，需要多加注意。在运动计划开始前，最好先体检，并在医生的指导下进行运动。患有冠状动脉疾病、严重心律不齐、心功能不全等疾病者，最好不要进行运动，或在医生的指导下运动。肥胖、高脂血症、高血压患者最好在医生的指导下拟订运动计划。

对于身体健康，平时很少运动的人，在刚开始运动的时候，需要注意不能太勉强。在不了解自己身体状况的情况下，突然开始强度较大的运动，很容易对身体造成超负荷，对于动脉硬化或者胆固醇偏高的人而言，这样反而更容易形成血栓。若感到身体有明显的疲惫、乏力等异常，应立即停止运动。

科学运动，及时补水

当制订好一个运动目标后，不要急于一下子达到目标，应循序渐进，慢慢适应。

刚开始运动的时候，多数人会觉得膝盖痛或者腰痛。要想避免这一点，就要在运动开始前做准备运动，运动结束后做整理运动。准备运动可以使身体变得柔软，防止受伤；整理运动可以预防肌肉酸痛，使血压和心跳趋于平稳。

此外，在运动过程中，由于出汗比较多，这样一来血液就会变稠，容易形成血栓。因此应注意及时补水。

此外，像打高尔夫球或者打网球等竞争性的运动，容易使人紧张或者兴奋，应注意强度，并把心态放平和。

相关阅读页➡P10

运动时要做到这些

穿保暖性好、易吸汗的服装

及时补充水分

身体不适、睡眠不足时不宜运动

视自身情况而定，不超负荷运动

运动前热身，运动后放松

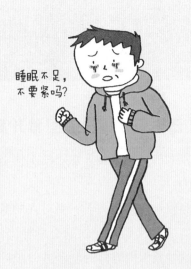

出现这些情况时要停止运动

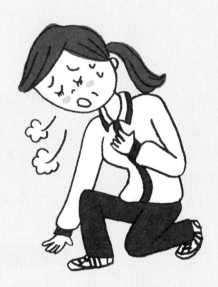

严重心慌时

胸口发紧时

严重气短时

喘不上气时

出现眩晕时

想呕吐时

头痛时

后背发冷时

出冷汗时

有强烈的疲劳感时

身体疲惫时

腿发软时

出现肌肉痉挛时

肌肉疼痛剧烈时

要学会释放压力

◉ 找到适合自己的放松方法

精神压力可使体内胆固醇升高

复杂的人际关系、忙碌的工作、烦琐的家事等，人们或多或少都承受着一定的压力。

当精神压力过大时，会对人的身心带来一定的影响。这是因为长期精神压力过大，人的交感神经和副交感神经的平衡就会被破坏，继而造成激素的分泌异常。这些激素的异常分泌会进一步导致高血压和高血糖的发生。此外，长期的精神压力也可以引起体内胆固醇的升高，同时由于很多人在产生压力时喜欢吃高脂肪食物，从而更增加了血液中胆固醇水平。

其实，有压力不一定都是坏事。适度的压力也能让人发奋，有一种推进作用。因此，平时应正视压力，并学会利用和缓解压力。比如，对于一些小事不要拘泥于细节，过去的事情该忘记就忘记，凡事不要太过于追求完美等。

有效缓解精神压力的方法

首先，不把压力看得太重，出现压力时不要悲观失望，应正视压力，并想办法解决。比如，遇到某些事时不要太钻牛角尖，对所有的事不要过于追求完美。当问题得不到解决或解决有困难时，可以向他人寻求帮助。

有些人常常通过暴饮暴食或者喝酒来缓解压力，这些做法不值得推荐。这样不仅无法从根本上消除压力，还有可能影响身体健康。

有效缓解压力的方法有很多，找到适合自己的方法，让忧郁的心情变得开朗起来吧！

相关阅读页➡P16

消除压力的各种方法

放松身心

人在感到压力的时候，身体往往也很紧张。通过放松身体，能让心情也随之变得轻松。泡泡温泉，或者做做按摩，抑或做做轻松的伸展运动，好好睡一觉，做做深呼吸……让身心都得到彻底放松吧。

做腹式呼吸

当人感到烦躁时，自主神经容易紊乱，这时做腹式呼吸可有效缓解。腹式呼吸是指吸气时腹部隆起，呼气时腹部凹陷，以每分钟五六次的节奏反复练习，10分钟后就会发现心情有所改变。

做自己感兴趣的事

不论打网球还是骑自行车，运动能让心情变好。园艺、绘画、看电影或者听音乐，凡是能让人对其充满乐趣的事，都可以尝试去做。

充分利用精油

将从草本植物中提炼出的精油滴入浴缸中，进行沐浴，也可以利用精油进行按摩，亦可用精油进行熏蒸等。在此推荐薰衣草或者佛手柑精油。

平时应做的事

深呼吸

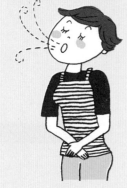

好好休息

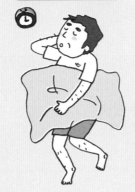

将喜怒哀乐表达出来

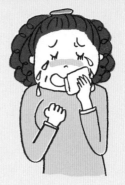

有效地睡眠

◉ 睡眠不足对身心健康非常不利

睡眠不足易引发慢性病

哪怕睡眠时间很短，只要睡得熟就能让身心得到休养。长期睡眠不足容易导致自主神经功能紊乱。有些人由于睡眠不好，养成了在半夜起来进食的习惯，长此以往，易引起血糖和血压升高，血液中甘油三酯也会随之增加。

此外，长期睡眠质量差不但容易诱发慢性病，还容易使人发胖。这是因为无法好好睡眠，就无法很好地缓解疲劳，白天也无法精力充沛地工作，体内热量就难以消耗，从而形成恶性循环。

要想睡得好，尽可能让卧室的环境舒适些。卧室应保持安静，温度和湿度也要适宜。可以把空调设置为夏天27℃，冬天25℃，而且风不要直接对着人体吹。卧室的灯光调暗一些，光线太亮容易刺激觉醒中枢，让人睡不实。另外，舒适的床被和适宜的枕头也很重要。

预防睡眠呼吸暂停综合征

肥胖的人和睡觉打呼噜的人还要注意预防睡眠呼吸暂停综合征。所谓呼吸暂停，是指在睡眠过程中，口鼻呼吸气流完全停止10秒钟以上。此类患者由于呼吸受阻，在夜间睡眠时会经常醒来，所以无法进入深度睡眠，睡醒之后也非常困或者感到疲惫，无法集中精力工作。

另外，持续呼吸暂停会延长低氧状态，不利于身体健康。而且由于睡眠不足会影响工作，容易引发事故。因此，白天易犯困或者睡觉打呼噜很重的人，最好到医院做相关检查，以便及早发现，及早治疗。

相关阅读页➡P16、P34

当你难以入睡时不妨试试

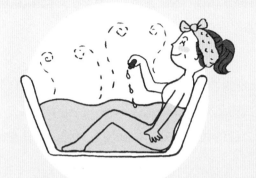

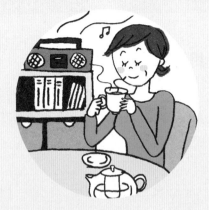

在浴缸里加入香薰油，泡个温水澡，并缓缓地深呼吸10次。

一边听着舒缓的音乐，一边喝点具有催眠功效的花草茶。

有失眠倾向的人应注意这些

- 睡前不过度饮酒
- 睡前不看电视
- 睡前不玩电脑或者手机
- 睡前不要吃得太多
  （晚饭要在睡觉前2~3小时吃）
- 养成规律的生活作息
- 多吃具有催眠作用的食物（生菜、莴笋等）

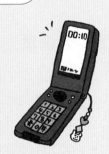

睡前进行"催眠呼吸"

1. 用鼻孔用力吸气（5秒钟）。
2. 保持吸气状态（5秒钟）。
3. 用嘴缓缓地将气吐出（30秒钟）。

养成良好的生活习惯

◉让对健康有益的行为成为习惯

用积极的心态思考问题

有些人虽然没得什么病，但却常常会出现这些情况：觉得"现在身体不大好""现在不像以前那么有精神有活力了"，或者吃饭不香、消化不好、反复便秘或腹泻、失眠，又或者血压升高，身体代谢不好，故而脸色欠佳，身体越来越差，人也毫无精神。

当出现上述情况时，应将一切都往积极的方面想。以乐观的态度思考问题，心情就会变得开朗。当人心情愉快时，会促进大脑分泌内啡肽。内啡肽是大脑内的一种神经递质，能够使人身心愉悦，故被称为"脑内吗啡"。人长跑时心情会变兴奋的"跑步者的愉悦感"现象，也与内啡肽的分泌有关。此外，内啡肽还有镇痛，提高免疫力，促进消化，降低胆固醇等功效。

凡事都要往积极乐观的方面看，这是很多人长寿的秘诀。

注意身体保暖

注意身体保暖是很重要的。如果人长期处于低温状态下，新陈代谢能力就会变差，内脏功能也随之降低。有时会因为受寒而引起便秘。

为了防止上述情况的发生，平时应注意以下几方面。

- 可以用温水泡澡，但要注意时间和水温适宜
- 保持有规律的生活
- 保持室内与室外的温差在5℃以内
- 避免夏天穿得过薄，冬天穿得过厚
- 坚持适量运动
- 保持充足的睡眠，养成早睡早起的习惯
- 每天坚持吃早饭

- 多吃根茎类蔬菜，此类蔬菜所含热量比叶菜高
- 避免吃太多凉的食物

早睡早起

早睡早起对保障身体健康非常重要，古人讲究"日出而作，日落而息"也是这个道理。这种生活方式有利于自主神经的调节，使之不易发生功能紊乱。

另外，人的大脑在上午的工作效率最高。因此，习惯熬夜的人不妨改变一下生活方式，会有意想不到的收获。

相关阅读页➡P16

以积极的心态对待疾病

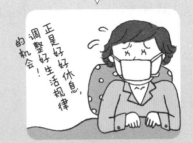

生病也不是坏事。

吃能让身体发暖的食物

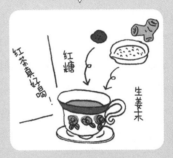

吃一些有发汗作用的食物。

早起从事各种活动

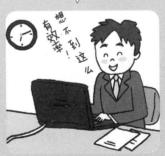

与其晚上加班，不如早早上班。

对吸烟说再见
◉吸烟可使血脂异常、动脉硬化

吸烟会使胆固醇升高

吸烟是引发高脂血症、动脉硬化、心脏病、脑卒中等疾病的危险因素。

首先，香烟中的尼古丁会使血管收缩，血压上升，容易形成血栓。吸烟可损伤血管内皮细胞，使甘油三酯和低密度脂蛋白胆固醇增加，高密度脂蛋白胆固醇降低。而且，香烟中的尼古丁还会使低密度脂蛋白胆固醇氧化，增加被氧化的低密度脂蛋白胆固醇的数量。被氧化的低密度脂蛋白胆固醇与动脉硬化和心肌梗死等疾病的发生直接相关。

其次，香烟的烟雾中含有一氧化碳，当它进入人体后与血液中的血红蛋白结合，形成碳氧血红蛋白，影响红细胞的携氧能力，造成组织缺氧，容易引发心脑血管疾病。

吸烟对人的危害极大。每天吸烟越多，吸烟的年头越久，危害就越大。而且，吸烟不只对自己有害，也会危害周围人的健康。

必要时借助药物来戒烟

吸烟的人对香烟中的尼古丁有着很强的依赖性，吸烟者中有七成人有尼古丁依赖症。

当人吸烟时，大脑中的尼古丁受体与香烟中的尼古丁结合，分泌出使人产生愉悦感的脑内物质——多巴胺。由于尼古丁与尼古丁受体结合后会很快分离并消失，所以人会很快想再吸烟，从而产生依赖性。

对于自行戒烟较困难的人，可接受药物治疗。戒烟药通过阻止尼古丁与尼古丁受体的结合，减少多巴胺的分泌，使人无法获得愉悦感，从而渐渐对吸烟失去兴趣。

相关阅读页➡P8、P16

为什么吸烟会成瘾

```
┌─────────────┐           ┌─────────────────┐
│    吸烟      │ ┄┄┄┄┄▶   │ 尼古丁进入大脑，与  │
│             │           │ 脑内的尼古丁受体结合 │
└─────────────┘           └─────────────────┘
      ▲                            ┊
      ┊                            ▼
┌─────────────┐           ┌─────────────────┐
│ 尼古丁与受体分开， │ ◀┄┄┄┄ │ 分泌出大量产生愉悦感的 │
│ 人就想再次吸烟   │        │ 物质——多巴胺     │
└─────────────┘           └─────────────────┘
```

戒烟药的戒烟原理

```
┌──────────────────────────────┐
│  戒烟药阻止尼古丁与尼古丁受体结合     │
└──────────────────────────────┘
              ┊
              ▼
┌──────────────────────────────┐
│      大脑只分泌少量多巴胺           │
└──────────────────────────────┘
              ┊
              ▼
┌──────────────────────────────┐
│      吸烟者无法获得愉悦感           │
└──────────────────────────────┘
              ┊
              ▼
┌──────────────────────────────┐
│      逐渐对吸烟失去兴趣            │
└──────────────────────────────┘
```

一点味儿都没有！

中药也可以调血脂

◉ 防风通圣散可降体重、调血脂

高脂肪、高盐食物易导致动脉硬化

中药主要来源于植物、动物和某些矿物。由于中药的种类较多，每种药的药性各不相同，因此治疗效果也是多方面的。体内胆固醇高的人经饮食和运动疗法治疗若效果不佳，可以搭配中药进行治疗。

从中医角度讲，如果摄入过多的高脂肪、高盐分食物，易出现"血瘀""痰浊"现象。血瘀是指血液壅积于经脉或器官之内，呈凝滞状态。而痰浊是指那些在人体生理过程或病理过程中，应当排出体外而未排出，从而在体内堆积起来的代谢产物或病理产物，还有一些虽属正常范畴但过量蓄积的物质。血瘀、痰浊均可使血液黏度增加，造成动脉硬化。

能降体重、调血脂的中药

某些中药能够降低人体血液中的胆固醇或甘油三酯。高脂血症者可以在医生指导下酌情服用防风通圣散。

防风通圣散中含有利尿、缓下的中药成分，适用于调治腹部脂肪过多导致的便秘、高血压的伴随症状（心悸、落枕、头晕）、肥胖、水肿等。由于防风通圣散能够分解、燃烧腹部脂肪，因此还有一定的减肥效果。由于每个人的体质不同，故应在医生指导下辨证施治。

相关阅读页➜P10、P20

（适用于高脂血症患者的中药）

防风通圣散

此方适用于肥胖且有便秘倾向的人，以及高脂血症患者。通过发汗、利尿、通便等作用，改善高血压的伴随症状、肥胖体质及便秘等。

黄芩、大黄、
芒硝、麻黄

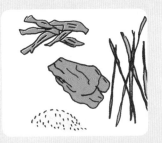

（适用于绝经后女性的中药）

女性在绝经之后，由于雌激素水平的下降，脂代谢容易发生紊乱，所以对于中老年女性而言，较为推荐人参和杜仲茶。

人参

对于强化心肌、预防并治疗冠状动脉硬化、心绞痛、神经症、性功能障碍等都有疗效。此外，人参中的人参皂甙能改善血脂，降低胆固醇和甘油三酯，升高高密度脂蛋白。人参皂甙有很强的分解体内脂肪的能力，所以能让细胞内的酶活性化并促进新陈代谢。

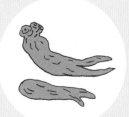

人参

杜仲

杜仲有补肝肾、强筋骨、降血压等多种功效。杜仲中含有一种叫作京尼平苷酸的成分，能够抑制脂肪和胆固醇的再吸收，减少体内的脂肪，对减肥和预防代谢综合征也有一定的功效。

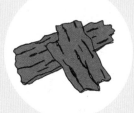

杜仲皮

调节血脂常按摩这些穴位

◉ 促进胃肠蠕动，降低胆固醇

可调理脾胃功能的穴位

食欲不振、怕吃油腻的东西、消化不良等症状，是脾胃虚弱所致。脾经和胃经是相对应的经脉，在中医看来，当胃肠功能不佳时，脾的状态也不会好。若是脾的功能良好，血液循环就会变佳，代谢也会得以促进。

● 三阴交

三阴交是足太阴脾经、足少阴肾经、足厥阴肝经的交会穴，按摩此穴对调治消化不良、食欲不振、腹胀腹痛、下肢水肿等有效。三阴交也被称为"女性之穴"，对于痛经、月经不调、更年期综合征等妇科疾病也很有效。

● 阴陵泉

阴陵泉能提升脾胃功能，对肠炎、泌尿及生殖系统炎症也有辅助治疗作用。

可促进消化功能的穴位

● 鱼际

鱼际穴属于手太阴肺经，对调节血脂有一定辅助作用。按摩鱼际穴对治疗炎症也有一定的效果。脂肪代谢异常或者胆固醇高的人，容易引发炎症，体内就会蓄积滞热，继而变得不易出汗，难以进行正常的代谢。按摩鱼际穴可以改善这种状况。

代谢异常的人大多有易落枕、眼部疲劳、失眠、精神涣散等症状，按摩鱼际穴对这些症状也有改善。按摩鱼际穴还可以缓解由于压力造成的头重胀痛。在工作中遇到烦恼时，不妨通过深呼吸和按摩鱼际穴来缓解。

● 足三里

没有食欲或吃得太多都会使消化功能出现异常。这时按摩足三里穴，不但能促进消化，还能调节肠胃功能。此外，按摩足三里还有强壮身体，提高抗病能力的作用。

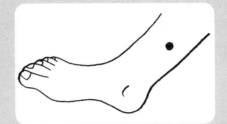

三阴交

从脚内踝的突出部位向上3寸*。

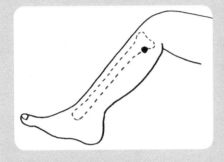

阴陵泉

在小腿内侧，胫骨内侧髁后下方凹陷处。

鱼际

手掌上大拇指第一掌指关节后凹陷处。

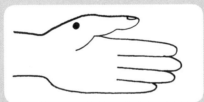

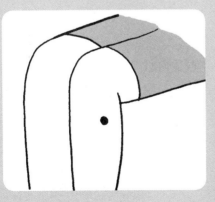

足三里

位于腿前外侧，外膝眼下3寸（四横指），胫骨前缘向外一横指（中指）。坐位时用手掌盖住膝盖时中指指尖的位置向外一横指即是。

*译注：中医取穴时所说的"寸"是指"同身寸"。本人拇指指关节的横度即为1寸。

改善代谢异常可按摩这些穴位

◉ 促进代谢，降低胆固醇

经常按摩腹部穴位可改善代谢

如果内脏功能失调，血液的流通也会滞缓，血流滞缓会引起体内代谢产物堆积，人就会出现体寒、落枕、腰痛等症状，容易引发炎症。

反之，若是内脏功能得到改善，血液循环就会顺畅，肠胃和自主神经功能也能保持平衡，还可以缓解压力。同时激素的分泌较好，免疫力也会随之提升。此外，如果血流通畅，也能促进新陈代谢，体内胆固醇水平就会随之下降。

当身体出现代谢障碍时，按摩腹部的穴位有助于改善代谢状况，效果较好。早上或者晚上，仰卧在床上，腹部放松，同时按摩腹部的穴位，能够放松肌肉，使血管扩张，血流通畅。血流通畅了，新陈代谢就会正常，血液中的代谢产物也能被排出体外，从而达到预防动脉硬化和高血压的效果。如果长期坚持按摩腹部的穴位，还可以减少腹部的赘肉。

此外，经常按摩腹部，不但能改善肠胃的状态，还能缓解精神紧张、肩部疲劳和眼部疲劳等。

需要注意的是，在按摩腹部时，不能太用力。

按摩涌泉穴可缓解压力

精神压力太大会影响血液循环，也是引起体内胆固醇升高的原因之一。虽然有时适度的压力可以带来积极努力的好效果，但是压力过大会影响人的身心健康。

在足弓的中心有个涌泉穴，经常按摩此穴能够缓解压力。刺激涌泉穴还可以促进排泄或出汗。此外，刺激涌泉穴还能预防和改善潮热、失眠、眼部疲劳、肩膀僵硬等症状。

相关阅读页➡P10、P17、P18

有助于调节代谢异常的穴位

1 关元

　　属于任脉上的穴位。在下腹部，前正中线上，当脐下3寸。多用于肾虚气喘、畏寒怕冷、月经不调等。

2 3 天枢

　　属于足阳明胃经上的穴位。位于腹中部，脐旁2寸。可疏调肠腑，理气行滞，消食。

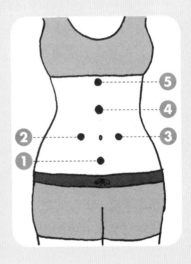

4 中脘

　　属于任脉上的穴位。在上腹部，前正中线上，当脐中上4寸。是治疗消化系统疾病常用穴，有和胃气，化湿滞，理中焦，调升降的作用。

5 巨阙

　　属于任脉上的穴位。在上腹部，前正中线上，在脐上6寸。想要放松的时候可以按这个穴位。

　　按①→②→③→④→⑤的顺序按摩上述各穴位，有助于调节代谢异常。

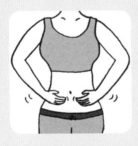

涌泉
足踝部跖屈，于第二趾尖端至足踝后缘连线中点处取穴。常按涌泉穴可以缓解疲劳。

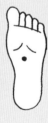

定期检查身体

◉ 体检是及早发现、及早治疗的关键

血脂异常者应定期检查

不少人在体检的时候查出血脂异常，胆固醇和甘油三酯偏高，由于没有什么自觉症状，所以也不到医院做进一步检查，这种做法是不可取的。虽然自我感觉并不严重，但还要引起重视。血脂异常并且已开始进行饮食或运动治疗的人，应定期到医院做相应的检查，以便了解血脂的变化。在做检查时，最好在同一家医疗机构进行，以便对检查结果进行比较。

早期发现，早期治疗

目前医学界对疾病防治主张早期发现、早期治疗。特别是对于中老年常见慢性病及癌症来说，平时的健康体检是早期发现疾病的重要手段，应给予重视。

当体检发现血液中的胆固醇或者甘油三酯异常时，不要慌张。因为在体检之前一段时间内的饮食不当、过度劳累或者睡眠不足等，也会影响胆固醇或甘油三酯水平。如果排除这些因素后，复查结果仍不正常，应在医生的指导接受治疗，同时注意改变自己的生活习惯。

反过来，即便是检查结果没有发现异常，或者改变生活习惯后结果血脂恢复正常了，也不能掉以轻心，要更加注重定期体检。同时仍要坚持饮食调节与经常运动，让健康的生活方式相伴一生。

相关阅读页➡P20、P24

良好的生活方式是治疗的关键

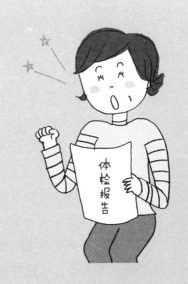

在体检时发现血脂异常而通过改变生活习惯和方式，使血脂恢复正常的人大有人在。这些人的共同点就是：随着病情的好转或痊愈，自己变得更加自信了。也正因如此，他们还养成了坚持运动，健康饮食的习惯，也学会了如何调节心情等等，生活从此改变了。

即使胆固醇偏高，通过改变生活习惯也可以使病情得到很好的控制。因此，及早发现并通过适当的方式和正确的心态对待疾病是极其重要的。

运动前要体检

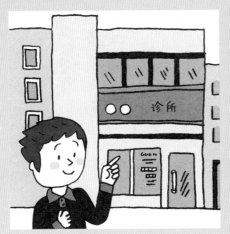

胆固醇或甘油三酯偏高的人开始运动，最好在医生的指导下进行。医生不但会检查患者的身体状态是否适合运动，还会对运动的适宜节奏、强度、注意事项等提出建议。

尤其是做剧烈的运动，或者像潜水和登山之类的气压会发生变化的运动，应征得医生的同意，并了解运动的注意事项以及正确的处理方式。

如果在运动中感到异常，应立刻停止运动，并及时到医院检查。

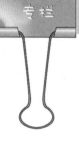
你今天笑了几次？每天都有能让你从心底里会心一笑的事情吗？

有数据表明，愉快地笑能够增加体内高密度脂蛋白胆固醇，有效预防冠心病发作或者脑卒中等心脑血管疾病。而且笑能够减少体内的有害物质，增加让人身心愉悦的胺类神经递质的分泌，使人心情愉快，更好地预防疾病。

美国曾做过相关试验，让一组糖尿病患者接受常规治疗，另一组糖尿病患者观看有趣的电视节目，进行"笑容疗法"。用这种方法试验12个月后，接受常规治疗的糖尿病患者，其高密度脂蛋白胆固醇只增加了6%，而接受"笑容疗法"的一组患者高密度脂蛋白胆固醇增加了26%。

除此之外，笑还具有增强人体免疫力、缓解压力和炎症反应、抑制疼痛等功能。亦有报告称，通过笑也可以降低血糖和血压。

早上起来照镜子时，请露出微笑吧。每天给自己一个微笑，人就会开心起来，人的心情也会因此变得非常好。

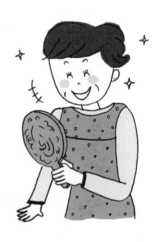